AF458613

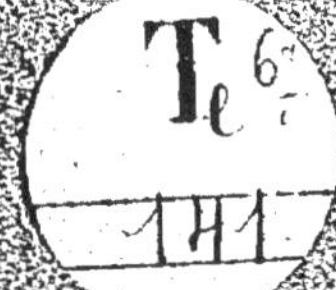
141

293
Rhône
893

# CONTRIBUTION

AU

# TRAITEMENT CHIRURGICAL

DES

# MÉNINGITES CÉRÉBRALES

# NON TUBERCULEUSES

PAR

Le Dr A. FÉRARY BERTHELOT
Ex-Interne Pre des Hôpitaux,
Lauréat de l'École de Médecine de Grenoble.

---

LYON
ALEXANDRE REY, IMPRIMEUR DE LA FACULTÉ DE MÉDECINE
4, RUE GENTIL, 4
—
1898

Te67
141

# CONTRIBUTION

AU

# TRAITEMENT CHIRURGICAL

DES

# MÉNINGITES CÉRÉBRALES

## NON TUBERCULEUSES

Te 62
141

# CONTRIBUTION

AU

# TRAITEMENT CHIRURGICAL

DES

# MÉNINGITES CÉRÉBRALES

# NON TUBERCULEUSES

PAR

Le Dr Adrien FÉRARY-BERTHELOT

Ex-Interne P[re] des Hôpitaux,
Lauréat de l'École de Médecine de Grenoble.

LYON
ALEXANDRE REY, IMPRIMEUR-ÉDITEUR DE L'UNIVERSITÉ
4, RUE GENTIL, 4

1898

# INTRODUCTION

L'intervention chirurgicale, dans les méningites cérébrales non tuberculeuses, est une question qui a beaucoup préoccupé l'esprit des chirurgiens. C'est à M. le Dr Jaboulay, chirurgien des hôpitaux de Lyon, que nous devons l'idée de ce travail; certaines observations inédites sont dues à son obligeance. Nous lui en sommes profondément reconnaissant.

Frappé des récents débats qui se sont ouverts simultanément en avril 1897, devant le vingt-sixième congrès de la Société allemande de chirurgie, et, en mai dernier, devant la Société de chirurgie de Paris, au sujet de la laparotomie dans les péritonites aiguës non tuberculeuses, et des résultats qu'elle pouvait donner, nous nous sommes demandé si l'on ne devrait pas, suivant le même ordre d'idées, essayer d'intervenir dans les méningites.

Or, la statistique de Brun nous donne de beaux résultats pour la péritonite pneumococcique à forme enkystée sous-ombilicale : 11 guérisons sur 14 cas. Il n'en est plus de même, il est vrai, quand il s'agit de péritonites thyphoïdes par perforation. Comme le dit M. le Dr Emile

Forgue dans une de ses cliniques chirurgicales[1] « la statistique, bien composée, de Monod, nous révèle, après l'intervention, une mortalité de 88 pour 100. Mais, comme l'expectation est encore pire — 95 pour 100 de léthalité — on n'en saurait conclure au rejet de l'opération ; l'affaiblissement du malade, l'hypothermie, la chute de la tension artérielle et de la contractilité cardiaque sont des contre-indications à respecter; en leur absence et en bonnes conditions matérielles d'intervention, on peut tenter cette chance, tout en l'annonçant précaire ; mais alors il faut opérer précocement ; dans trois des quatre cas suivis de guérison, l'intervention fut pratiquée huit heures, onze heures et douze heures après la production de la perforation ».

N'en est-il pas de même des méningites ? Prises à leur début, elles donnent plus de prise à une action chirurgicale que les affections moins étendues en surface, mais plus profondément situées, et entre deux méningites partielles, celle de la convexité offre plus de prise à l'intervention que celle de la base.

Sans doute, s'il existe des péritonites septiques et toxiques diffuses, mortelles en vingt-quatre et quarante-huit heures, contre lesquelles la laparotomie est impuissante, il y a aussi certaines formes de méningites généralisées où la virulence est telle que l'opération n'aboutirait probable-

[1] Forgue, *Nouveau Montpellier médical*, 6 novembre 1897 *(loc. cit.)*.

ment à rien et ne ferait que précipiter le dénouement fatal.

Mais, si l'on veut bien réfléchir que, même dans ces cas désespérés, dans ces péritonites pernicieuses, comme les appelle Reichel, la laparotomie a pu être suivie de succès (Forgue en cite un exemple remarquable chez une femme de son service, atteinte de péritonite post-abortive), on arrive à modifier cette idée de gravité de l'intervention chirurgicale. Nous ne voyons donc pas pourquoi, lorsque nous sommes en présence d'une méningite diffuse, alors que le malade est irrémédiablement perdu, nous n'essayerions pas d'intervenir et de tenter les dernières chances de salut qui lui reste.

Grâce aux progrès réalisés par les méthodes antiseptiques, grâce aux travaux de Vernicke, Walsham et Pasteur, la chirurgie cérébrale a fait un pas en avant.

M. le professeur Laroyenne a bien voulu nous faire l'honneur d'accepter la présidence de notre thèse. Nous lui sommes profondément reconnaissant de cette marque de haute bienveillance.

Avant d'aborder la question que nous nous sommes proposé de traiter, il nous reste un devoir bien doux à accomplir, celui de remercier nos maîtres de Grenoble qui nous ont guidé, dès le début de nos études médicales, MM. les Drs Allard, Berlioz, Bordier, Comte, Flandrin, Girard, Perriol et Porte.

Voici quel sera notre plan :

Chapitre premier. — *Aperçu historique.*

Chapitre II. — *Des méningites cérébrales non tuberculeuses. — Anatomie pathologique et Bactériologie. — Symptomatologie et Diagnostic.*

Chapitre III. — *Du traitement chirurgical. — Ses indications et ses résultats. — Observations.*

Chapitre IV. — *Du traitement médical. Conclusions.*

# CONTRIBUTION
AU
# TRAITEMENT CHIRURGICAL
DES
# MÉNINGITES CERÉBRALES
## NON TUBERCULEUSES

---

## CHAPITRE PREMIER

### APERÇU HISTORIQUE

Nous n'avons pas l'intention de faire, dans ce chapitre, l'historique complet de la trépanation. Nous rappellerons cependant que, dès Hippocrate, c'est-à-dire 400 ans avant J.-C., les indications en étaient surtout formulées dans les cas de méningites d'origine traumatique.

Les anciens trépanaient pour des douleurs localisées et rebelles. Nepfer (obs. *De adfectibus capitis*, 1717) parle d'un homme qui se fit percer le crâne, avec un vilebrequin, par un maréchal-ferrant et fut ainsi débarrassé d'une céphalalgie rebelle. D. Panaroli, P. de Marchettis (1665), M.-A. Severin trépanaient pour la céphalalgie d'origine vénérienne.

Nombreux ensuite furent les chirurgiens qui ne redoutèrent pas de faire cette opération ; tels sont : Guy de Chauliac, Bertaglia, Jean de Vigo, Ambroise Paré en France, André de la Croix en Italie, puis Fabrice de Hilden, Scultet, Dionis, Tenon, Pouteau, J.-L. Petit, Quesnay, Percival Pott, Bell, Hey en Angleterre.

Mais, comme l'antisepsie était encore inconnue, la septicémie emportait un grand nombre d'opérés; il se fit alors un revirement dans les esprits. Desault, Chopart, Atkins (en Angleterre), Gama, Malgaigne prononcèrent de violents réquisitoires contre cette opération, dont Velpeau et Denonvilliers étaient encore les défenseurs. C'est que l'on était au règne désastreux des cataplasmes et des plumasseaux au cérat.

Avec Lucas-Championnière, avec la chirurgie propre, la trépanation ne tarda pas à être réhabilitée, et Paul Broca, développant les notions de la topographie cranio-cérébrale, contribua largement à la rendre de pratique courante.

Ainsi, la chirurgie du crâne et du cerveau a pris [1], « ces dernières années, entre les mains de Mac Ewen, de West et d'Horsley en Angleterre, de Starr et Queen en Amérique, de Bergman et Wolkman en Allemagne, de Lucas-Championnière, Terrier et Lannelongue en France, une extension opératoire et thérapeutique considérable ».

Bien moins nombreux sont les chirurgiens qui ont trépané dans les méningites d'origine non traumatique. En Angleterre [2], Mayo Robson, au Congrès de Birmingham (1890), propose le drainage de la cavité crânienne dans la méningite aiguë; il trépane, met un drain, fait passer un courant de liquide et laisse ainsi son drain en permanence jusqu'à complète guérison.

[1] Terrier et Péraire, L'opération du trépan *(loc. cit.)*.

[2] Vaudremer, *Des méningites suppurées non tuberculeuses* (thèse de Paris, juillet 1893).

A la séance de l'Académie royale de médecine d'Irlande, M. M. Ardle (de Dublin, 1892) lit un mémoire sur les indications de la trépanation dans les méningites cérébrales. Il rapporte un exemple qui fut suivi d'une amélioration marquée des symptômes. Tobin (de Dublin) signale un bon résultat dans un cas où il fit cette opération ; elle donna issue à une certaine quantité de sérum épanché sous la dure-mère. Néanmoins M. M. Ardle n'en est pas partisan dans les méningites qui sont fatales à bref délai, ni dans celles qui surviennent au cours de l'alcoolisme chronique[1].

Mac Ewen propose, dans la méningite cérébro-spinale, d'ouvrir le canal rachidien et d'inciser les méninges en différents points afin de laisser évacuer le pus et de pouvoir injecter des solutions antiseptiques[2].

Rappelons aussi le succès qu'obtint M. le Dr Jaboulay (obs. II).

Un malade d'Eskridge, atteint de méningite grippale des fosses cérébelleuses, fut trépané par Roger qui établit le drainage de la région ; la mort survint deux jours après l'opération.

Nous ne parlerons pas de la trépanation dans la méningite tuberculeuse ; nous sortirions ainsi du cadre de notre sujet.

Nous dirons cependant que les partisans de cette opération ont été Maragliano, Poirier, Ord, Waterhouse, et ceux qui l'ont pratiquée Horsley, Jaboulay et quelques autres. Ceccherelli Andrea (de Parme), au onzième congrès de la Société italienne de chirurgie, 1896, relève

[1] *Semaine médicale*, 29 juin 1892.
[2] *Journal of mental sc.*, octobre 1894.

la supériorité de la trépanation sur la ponction de Quincke, soit pour le traitement des formes aiguës de la méningite, dans lesquelles elle agirait en supprimant les phénomènes de compression, soit dans les formes chroniques, dans lesquelles la trépanation offre la possibilité de détruire les adhérences, les brides, les exsudations purulentes des membranes atteintes. Un enfant de six ans avait eu une méningite à l'âge de deux ans; les adhérences consécutives à l'inflammation avaient occasionné des convulsions extrêmement graves et des troubles de l'intelligence. La craniotomie fut suivie d'un excellent résultat.

Pierre Sébileau[1] rejette la trépanation en présence des symptômes d'une méningite diffuse, d'origine traumatique. « Les deux observations rapportées par Chipault (celle de Pilchev et celle de Walker), nous dit-il, et les deux cas signalés par Horsley, sont, en effet, de nature les uns et les autres, à détruire toute illusion sur ce point. Peut-être cependant, serait-on en droit de fonder plus d'espoir sur une trépanation pratiquée tout à fait au début des manifestations méningitiques. » Néanmoins, il se rallie, théoriquement du moins, au conseil suivant d'Horsley. « J'admets que, dans la méningite septique, il y a indication au drainage large et aux lavages avec solutions antiseptiques chaudes. »

Pour nous qui sommes de l'avis de M. le Dr Jaboulay, nous dirons que le pronostic de la trépanation, lorsque le milieu ambiant est satisfaisant et que l'antisepsie peut être faite sans aucune faute, est à peu près celui de la maladie contre laquelle elle est dirigée.

[1] P. Sébileau, *Thérap. chirurg. des malad. du crâne*, 1898.

## CHAPITRE II

### DES MÉNINGITES CÉRÉBRALES NON TUBERCULEUSES ANATOMIE PATHOLOGIQUE ET BACTÉRIOLOGIE SYMPTOMATOLOGIE ET DIAGNOSTIC

Les méningites aiguës sont toutes d'origine microbienne, et les microorganismes que l'on a découverts dans les exsudats sont très nombreux. Adenot[1] distingue trois classes dans les méningites: coccicnnes, bacillaires et mixtes, selon la nature des microbes. Le plus fréquent est le pneumocoque, Netter prétend même qu'il serait l'agent essentiel de la méningite cérébro-spinale épidémique. Pour lui, le streptocoque intracellulaire de Weichselbaum n'existe pas. Mais, comme le dit Macé[2], les recherches de J[illegible]ger et de Scherer confirment les données de Weichselbaum; elles paraissent établir définitivement l'existence de ce coccus dans cette forme épidémique de la méningite; toutefois le streptocoque pyogène et le pneumocoque semblent également devoir y jouer un certain rôle. Le staphylocoque et le streptocoque pyogènes ont rarement été rencontrés seuls; le plus souvent ils forment

[1] E. Adenot, *Des méningites microbiennes* (thèse de Lyon, 1890).

[2] Macé, *Traité de bactériologie*, 1897.

des associations microbiennes qui n'en sont que plus redoutables ; telles sont celles que l'on rencontre dans les méningites d'origines diverses, grippale, typhique, pneumococcique, pyohémique, etc. Le pronostic est alors excessivement grave.

Les méningites bacillaires sont moins fréquentes ; elles sont dues surtout au bacille d'Eberth, au *Bacillus coli communis*, au pneumobacille de Friedlander.

Quant aux méningites mixtes, elles résultent d'une infection mixte ; au microbe qui a produit l'infection initiale, s'ajoute alors un microbe de la suppuration (pneumocoque et staphylocoque le plus souvent). Netter a trouvé 17 fois le pneumocoque sur 21 méningites suppurées.

Enfin, les exsudats méningitiques renferment quelquefois des microbes saprophytes, divers cladothrix et des actinomyces.

Le domaine des méningites simples se trouve donc, d'après ces données, réduit aux méningites traumatiques ; encore est-on en droit de se demander si les microbes qui pullulent dans notre organisme ne doivent pas être incriminés.

N'en est-il pas de même des péritonites aiguës ? « L'ancienne conception de la péritonite idiopathique, essentielle, dit le professeur Forgue, a disparu presque totalement ; nous savons maintenant que, dans la majorité des cas, l'infection péritonéale est issue de lésions ulcéreuses, ou tout au moins de lésions permettant la migration microbienne à travers la paroi viscérale ; nous avons appris que ces lésions avaient, comme foyer d'élection, des organes dont le rôle pathogène était jadis inconnu, l'appendice, les trompes, la vésicule biliaire; l'histoire des perforations de l'estomac, du duodénum, de l'intestin, s'est bien éclairée des contributions apportées aux médecins par les chirurgiens, de même que les accoucheurs ont eu profit à nous confier le traitement des affections puerpérales. »

Ici, comme dans toutes les maladies, la question de terrain joue un rôle prépondérant. Avant les données bactériologiques, on croyait qu'un traumatisme, une insolation, les prédispositions névropatiques héréditaires ou acquises, pouvaient être considérées comme capables d'occasionner la méningite. Mais ne trouve-t-on pas cette étiologie banale dans toutes les maladies infectieuses? N'est-ce pas elle qui doit créer ce *locus minoris resistentiæ*, qui se manifestera chez les divers individus par des états pathologiques également différents? Comment expliquer la susceptibilité des méninges et de l'encéphale chez les alcooliques et leurs descendants, si ce n'est par l'état congestif de ces organes? L'hérédité nerveuse a donc une influence prépondérante sur le développement des méningites. Il y a une infinité de causes qui peuvent servir de prélude à l'infection : le surmenage cérébral et la syphilis n'agissent d'ailleurs pas autrement.

Notre organisme est sans cesse en lutte avec ces infiniment petits qui ne cherchent qu'à y faire une brèche pour mieux l'envahir. Les méninges, il est vrai, sont solidement protégées par la voûte osseuse du crâne, et semblent à l'abri de leurs attaques. Mais les cavités oculaires, buccale, auriculaires et nasales sont le réceptacle d'une flore bactérienne très variée et riche en microbes; elles sont ainsi autant de portes d'entrée, dans maints cas de méningites idiopathiques, essentielles, que l'on oublie trop souvent d'incriminer. Les rhinites, les otites, les ostéites de voisinage sont des affections assez fréquentes.

L'infection des méninges est encore plus évidente lorsqu'il s'agit de fracture du crâne et surtout de fracture compliquée.

Voilà pour les méningites primitives. Mais, au point de vue clinique, il est une seconde catégorie de méningites qui surviennent dans le cours des maladies infectieuses ; nous nommerons la pneumonie, la fièvre typhoïde, la grippe, le paludisme. La méningite est alors la localisation secondaire de l'infection initiale. « Dans ce dernier cas, nous dit Adenot, les microbes, pour arriver jusqu'aux méninges, empruntent soit la voie directe, soit la voie sanguine. La seconde serait, de beaucoup, la plus fréquente. »

Nous allons entrer maintenant dans de plus amples détails à propos de chacune des principales variétés de méningites. Nous étudierons donc successivement les méningites non traumatiques (à pneumocoques, streptocoques, staphylocoques, bacillaires, otiques) et les méningites d'origine traumatique. Nous terminerons enfin ce chapitre par quelques considérations sur les formes chroniques.

**Méningite pneumococcique.** — C'est, de toutes, la plus fréquente. Elle se déclare généralement au cours de la pneumonie ; le pneumocoque passe dans le sang et il se produit une véritable septicémie.

Elle peut aussi succéder aux localisations du microbe dans le voisinage, nez, pharynx, orbite, œil, etc. Le

Dr Ausset[1], de Lille, en rapporte une belle observation. Il s'agissait d'un enfant de quatorze ans auquel M. le professeur de Lapersonne avait pratiqué le 12 novembre 1897, avec les précautions antiseptiques les plus minutieuses, une énucléation de l'œil droit, pour panophtalmie consécutive à une plaie de la cornée, compliquée d'iritis et d'iridocyclite purulente. L'infection s'était produite par les espaces lymphatiques qui entourent le nerf optique. L'enfant mourut dans la nuit du 19 au 20, au milieu du délire, après avoir présenté des symptômes très nets de méningite.

On pratiqua l'autopsie, et, à l'ouverture du crâne, la dure-mère incisée, le cerveau apparut comme étant le siège d'une hyperémie veineuse et artérielle très accentuée; les veines, bleuâtres et sinueuses, étaient absolument gorgées de sang. Chose curieuse, le pus, comme dans la méningite tuberculeuse, était étalé sur toute la face inférieure du cerveau ; tandis que la convexité présentait, sous formes de traînées le long des vaisseaux et dans l'espace sous-arachnoïdien, de la sérosité blanc jaunâtre, mais qui ne constituait pas du vrai pus.

« Du côté gauche, dit Ausset, mêmes trainées de sérosité et, en plus, deux plaques purulentes siégeant également sous l'arachnoïde, l'une étalée, sinueuse, longue d'environ 5 centimètres; l'autre, plus petite, de même apparence, et toutes deux placées tout comme un pont au-dessus de la scissure de Rolando; l'une, la grande, sur le milieu de cette scissure, l'autre tout à fait à la partie

[1] Dr E. Ausset, *Leçons cliniques sur les maladies des enfants*, 1896.

externe. A la face inférieure du cerveau, le pus était extrêmement abondant, il englobait le bulbe, le chiasma des nerfs optiques, et toutes les origines apparentes des nerfs craniens s'étendant comme une nappe de la partie antérieure à la partie postérieure du cerveau. Cette localisation était assez particulière, puisqu'il n'y avait pas de paralysie. »

Ce pus était très épais, très concret, presque solide, et l'on pouvait en enlever des morceaux avec une pince. Ce sont bien là les caractères du pus à pneumocoques : très épais, très riche en fibrine, verdâtre, adhérent, on dirait, si ce n'était la couleur, qu'il s'agit d'un caillot sanguin.

La pie-mère était œdématiée; l'arachnoïde, dépolie, inégale, contenait, dans sa cavité, une sérosité louche que l'on retrouvait, également en grande abondance, dans les ventricules. L'examen microscopique y décelait le pneumocoque. Quant au cerveau lui-même, il était à peu près sain et n'était le siège que d'une injection vasculaire assez intense.

Nous avons tenu à reproduire, presque en entier, les lésions anatomo-pathologiques constatées dans cette autopsie ; elles sont le tableau frappant des désordres que peut causer le pneumocoque de Talamon-Fraenkel.

La méningite pneumococcique a, selon Netter, une invincible tendance à se diffuser et à se généraliser ; dans plus du tiers des cas, elle s'étend aux méninges spinales. L'observation précédente en est un remarquable exemple; lorsque l'on coupa le bulbe, pour enlever la masse encéphalique de la boite cranienne, un flot de liquide séro-purulent remonta par le trou occipital, provenant certainement d'une propagation de l'infection aux méninges rachidiennes.

Vaudremer prétend que la méningite pneumococcique peut, par ses symptômes spéciaux : forme fébrile, forme cérébro-spinale, être diagnostiquée. Ceci paraît bien difficile, pour ne pas dire impossible, dans l'état actuel de la science.

La méningite pneumococcique peut survenir, comme complication, dans la pneumonie ; mais elle peut aussi se manifester indépendamment de cette dernière affection. L'otite pneumococcique, dont Netter évalue la fréquence à 25 pour 100 au cours de la pneumonie, semble également la précéder quelquefois. Enfin, dans les maladies générales, fièvre typhoïde, grippe, etc., on a vu, rarement il est vrai, le pneumocoque se localiser sur les méninges.

Nous ne pouvons donc pas, en clinique, établir ici une classification basée comme celle de Courtois-Suffit, pour les pleurésies purulentes, sur la nature des espèces bactériennes pathogènes. Tout au plus, avons-nous le droit de diagnostiquer une méningite à pneumocoques, quand il existe un foyer pneumonique ou toute autre localisation pneumococcique antérieure.

**Méningites à streptocoques et à staphylocoques.** — Avant de passer à l'étude des méningites bacillaires, nous dirons quelques mots de celles à streptocoques et à staphylocoques. Elles sont bien moins fréquentes que la précédente, bien que les portes d'entrée de ces microbes varient à l'infini. Toutes les suppurations péri-craniennes, les maladies aiguës ou chroniques de l'oreille, les plaies de tête, quelle que soit leur origine, les furoncles, l'érysipèle, etc... ; n'oublions pas que, dans ce cas, l'on constate très souvent la phlébite des sinus ou l'abcès du cerveau. Ces méningites ont généralement un début soudain.

Ainsi que le fait remarquer Adenot, les microbes de la suppuration, streptocoque, staphylocoques blanc et jaune, ne se rencontrent que rarement dans l'exsudat des méningites à l'état de pureté; ils y sont le plus souvent en compagnie d'autres microbes et constituent alors ce que nous avons désigné sous le nom de formes mixtes.

Toutefois, Schœfer et Krause ont rencontré le streptocoque seul, dans une méningite suppurée consécutive à une arthrite de même nature; Fraenkel, dans une méningite consécutive à une infection puerpérale; Netter dans la pneumonie. Beck rapporte un cas de méningite purulente ayant succédé à une angine phlegmoneuse. Le streptocoque s'associe parfois au bacille typhique ou colibacille; Vaillart et Vincent[1] en rapportent des exemples.

Quant au staphylocoque, il existe très rarement aussi à l'état de pureté dans les exsudats. Néanmoins, Legendre et Beaussenat l'auraient, semble-t-il, isolé une fois.

**Méningites bacillaires.** — Les plus importantes sont celles qui sont occasionnées par le bacille typhique, le *bacterium coli* et le bacille de la grippe.

On a souvent rencontré, dans la méningite qui survient au cours de la fièvre typhoïde, le bacille d'Eberth dans les exsudats. Les auteurs qui se sont occupés de cette question sont Netter, Fernet et Girode, G. Roux, Vaillard et

[1] Vaillard et Vincent, *Société médicale des hôpitaux*, 14 mars 1890.

Vincent, Adenot, pour ne citer que les principaux. Mais, de même qu'il y a des méningites pneumococciques sans pneumonie, de même il existe des méningites typhiques sans fièvre typhoïde. Aussi, Adenot admet-il un typhus cérébral.

Les méningites à coli-bacille que l'on avait presque confondues avec les précédentes, et que l'on désignait sous le nom de méningites éberthiformes, sont actuellement bien connues. Elles semblent prédominer à la base du cerveau, et le microbe y existe à l'état de pureté.

**Méningites grippales.** — Le bacille de Pfeiffer a été rencontré dans le pus et dans le sang des veines cérébrales. La méningite qu'il détermine est le plus souvent la conséquence d'otite grippale suppurée, de rhinite grippale suppurée, de pneumonie, de broncho-pneumonie ; les agents pathogènes primitivement fixés dans les oreilles, les cavités nasales, les poumons, émigrent vers le cerveau et les méninges en suivant la voie sanguine.

Dans un cas intéressant, qu'il nous a été permis d'observer à l'hôpital de Grenoble, service de M. le Dr Porte[1], la porte d'entrée du microbe est restée inconnue. L'examen bactériologique du sang, qui fut pratiqué par M. le Dr Trouillet, médecin militaire. montra au milieu des globules sanguins, des diplocoques encapsulés animés de mouvements rapides et tout à fait analogues aux microcoques que MM. Teissier et Roux, de Lyon, regardent comme caractéristiques de la grippe.

Le malade, jeune homme de vingt et un ans, mourut

[1] Dr Porte, *Dauphiné médical*, juin 1894.

au vingt-cinquième jour de son affection, avec de la contracture de la nuque et une violente céphalalgie.

A l'autopsie, faite vingt-quatre heures après la mort, « nous trouvons, dit M. le Dr Porte, un cerveau très congestionné, avec des veines dilatées, gorgées de sang noir et entourées d'un exsudat opalescent. En deux ou trois points de la convexité, on voit des amas d'une coloration verdâtre. Pas d'adherence des méninges. A la base, léger exsudat autour du chiasma, au niveau du cervelet, et surtout autour du bulbe. L'aqueduc de Sylvius est tapissé par un exsudat verdâtre. Il n'y a nulle part de petites granulations miliaires. En séparant les deux hémisphères, on fait sourdre des ventricules un liquide louche avec de petits flocons de pus verdâtre. Les ventricules latéraux sont très dilatés, les bords sont ramollis, ainsi que les corps opto-striés. La rate est congestionnée, mais non diffluente, légèrement augmentée de volume. Les reins ne présentent pas d'adhérence de la capsule ; ils ont une coloration lie de vin. Pas de diminution de la substance corticale. Les pyramides ne sont pas diminuées de volume. Des cultures faites par M. Trouillet, avec l'exsudat et le liquide ventriculaire, ont donné naissance à de nombreux diplocoques analogues à ceux qui avaient été trouvés dans le sang. »

Dans ce cas type de méningite grippale, l'étude de la température et la marche des symptômes devaient exclure l'idée de pneumococcie méningée. En effet, pendant dix jours, la température a oscillé entre 38°5 et 39°5 ; puis il y a eu une chute assez brusque avec température normale, mais sans amélioration notable des symptômes ; puis la température a remonté aux environs de 38°5 et, jusqu'à la fin, il y a eu une série d'alternatives de température normale pendant deux ou trois jours, puis de réascension. Cette marche de la température, ces rechutes successives ne sont pas en rapport avec le pneumocoque, mais se voient surtout dans les manifestations de la grippe.

**Méningites d'origine otique.** — Les points par où les microbes peuvent arriver jusqu'aux méninges et y développer l'infection sont ici très nombreux. Ce sont : du côté du lobe temporo-sphénoïdal, la paroi supérieure du conduit auditif externe et la voûte du tympan ; du côté du cervelet, la paroi interne de l'apophyse mastoïde ; du côté des espaces sous-arachnoïdiens, la lame criblée du trou auditif interne et l'orifice interne du canal de Fallope.

Cette complication méningée est assez fréquente si on laisse évoluer et devenir chroniques les suppurations de la caisse et de l'apophyse, qu'il y ait ou non une fistule mastoïdienne. D'ailleurs, dit Duplay [1], « cette grave complication peut survenir dans toute phlegmasie de l'oreille, qu'elle soit aiguë ou chronique, et qu'elle occupe l'oreille externe, moyenne ou interne. Il n'est pas nécessaire, comme on le pense généralement, que les os soient atteints de carie ou de nécrose pour que l'inflammation, née dans un point quelconque de l'appareil auditif, se propage aux méninges et au cerveau. Les communications vasculaires qui existent entre la circulation de l'oreille et celle des méninges expliquent comment les inflammations peuvent se transmettre de l'une à l'autre sans que les os soient eux-mêmes affectés ».

[1] Simon Duplay. *Traité de chirurgie*, 2e édition *(loc. cit.)*.

Au point de vue clinique, il y a généralement, au début des accidents, une suppression plus ou moins brusque de l'otorrhée. Aussi les anciens médecins voyaient-ils là une métastase, d'où le préjugé populaire qu'il faut respecter les écoulements d'oreilles. Il se produit généralement de l'ostéite condensante de l'apophyse mastoïde et une destruction presque complète des cellules mastoïdiennes. On constate aussi les lésions de la pachyméningite simple ou purulente, et la congestion, le ramollissement, la suppuration des parties du cervau et du cervelet qui avoisinent l'organe malade.

La méningite d'origine otique peut succéder à une otite aiguë ou chronique. Dans le premier cas, elle nous offre le tableau clinique de toute méningite aiguë. Dans le second cas, elle débute brusquement, avec une forte élévation de température, 39 à 40 degrés, une céphalalgie intolérable, de l'agitation, du délire, de la perte de connaissance ou du coma.

Chez certains individus, il y a des paralysies partielles ou générales, des convulsions et des contractures ; c'est qu'il y a eu alors propagation de l'inflammation des méninges à la couche corticale sous-jacente.

Les données bactériologiques modernes nous démontrent que, de toutes les formes d'otites purulentes, il en est une, celle à streptocoques, qui a une tendance plus marquée à l'envahissement des méninges. Toutefois, le plus souvent, la méningite est consécutive à ces otorrhées qu'entretiennent une ostéite, une carie, une nécrose de l'os temporal.

**Méningites d'origine traumatique.** — « La méningo-encéphalite, dit Gérard Marchant, est la complication la plus redoutable des lésions du crâne. L'infection se propage à travers la brèche osseuse jusqu'aux méninges. Mais elle peut aussi suivre la voie vasculo-nerveuse, comme dans la périostite ou l'ostéomyélite traumatique. Les anciennes hypothèses de l'irritation esquilleuse, de l'influence de la fièvre, des excès de nourriture, des états moraux ont certainement leur importance, mais elles ont cédé le pas à la théorie de l'infection. »

Au point de vue clinique, la période d'incubation varie de quelques heures à plusieurs semaines. M. Annequin[1], médecin chef de l'hôpital militaire de Grenoble, a présenté à la Société de médecine, les pièces d'un jeune soldat qui fut emporté par une méningite cérébrale suraiguë inopinément survenue cinq jours après une chute sur la région occipito-mastoïdienne droite, qui avait tout d'abord paru sans gravité. « L'examen de ces pièces permet de constater une diastase de la suture occipito temporale droite sans déplacement, diastase commençant au niveau de l'apophyse styloïde, se continuant à travers la suture lambdoïde sur une longueur de 5 centimètres et se terminant par une courte fêlure du pariétal. Perpendiculairement à cette diastase, se détachait une fêlure située à la base de la pyramide, dans l'angle formé par la rencontre du rocher avec la portion écailleuse du temporal. Cette fêlure pénétrait dans l'oreille moyenne, un peu en dedans du tympan. Entre la suture occipito-temporale, d'une part, et la dure-mère et les téguments craniens, d'autre part, on constatait un épanchement de sang de 2 à 3 millimètres d'épais-

[1] M. le Dr Annequin, *Dauphiné médical*, juillet 1894.

seur. Le sinus latéral était intact. Le cerveau et les méninges présentaient les caractères classiques de la méningo-encéphalite aiguë traumatique. » La pathogénie et l'évolution clinique de cette méningo-encéphalite aiguë ont présenté quelques points intéressants :

1° Bénignité apparente du traumatisme (simple chute à la renverse en sautant de voiture, retour complet des facultés cérébrales après une perte de connaissance de courte durée);

2° Absence de symptômes permettant d'affirmer une fracture (pas d'écoulement sanguin ou séreux par le nez, la gorge ou les oreilles, pas de paralysie des membres ni des nerfs craniens, montre entendue à 15 centimètres, pas de déformation de la région traumatisée, qui est simplement endolorie et tuméfiée);

3° Absence d'accidents pendant quatre jours (température normale, sommeil paisible, bon appétit, vie commune avec les autres malades de l'infirmerie);

4° Rapidité de l'évolution (céphalée et insomnie dans la nuit du quatrième au cinquième jour, température 37°8, envoi à l'hôpital dans l'après-midi, aggravation rapide et progressive des symptômes, malgré la glace sur la tête, l'antipyrine, le calomel, le chloral, la saignée de l'auriculaire postérieure..., mort la nuit suivante avec les symptômes de la méningite diffuse suraiguë, à phénomènes bulbaires prédominants).

Il est à noter que l'épaisseur des os du crâne était au-dessous de la normale, et que, dans les commémoratifs, on trouvait une atteinte récente de rougeole et d'oreillons, affections dont les germes contages ont une prédilection reconnue pour l'oreille moyenne. C'est par cette voie seule que peut s'être faite l'infection de la fracture, qui avait été tout d'abord parfaitement tolérée par les centres nerveux.

Au niveau de la fêlure de la base de la pyramide, la paroi osseuse diminuée par les cellules de l'antre et par la cavité de l'oreille moyenne, était réduite à une lamelle papyracée. Cette fêlure était située de telle sorte que ni le facial, ni le cul-de-sac méningé du nerf auditif n'étaient intéressés. Elle s'explique assez bien par le choc de dehors en dedans, qui a eu pour résultat le redressement de l'angle formé par la pyramide, d'une part, et de l'autre, par la portion écailleuse du temporal et l'occipital.

Ce fait est instructif au point de vue du diagnostic, du pronostic et de la thérapeutique des traumatismes craniens. Il prouve que la bénignité apparente du choc, l'absence d'accidents immédiats et celle des signes objectifs classiques ne sont pas toujours la preuve de l'intégrité de la boîte cranienne et ne donnent pas le droit de porter d'emblée un pronostic complètement optimiste.

**Méningites chroniques.** — Nous ne nous attarderons pas longtemps à la description des méningites chroniques. L'alcoolisme, la syphilis et la tuberculose dominent toute leur étiologie, et si l'on fait quelquefois intervenir le traumatisme, ce n'est que comme facteur secondaire. Les lésions anatomo-pathologiques qui les caractérisent diffèrent absolument de celles que l'on rencontre dans les méningites aiguës. Les premières, en effet, siègent de préférence sur la dure-mère et l'arachnoïde pariétale ; elles sont scléreuses et la plupart du temps partielles ; les secondes, au contraire, intéressent surtout la pie-mère et le feuillet viscéral de l'arachnoïde ; elles sont, en général, suppurées et diffuses.

Nous en avons fini avec l'étude des méningites cérébrales non tuberculeuses. Mais avant de passer au traitement chirurgical qui leur convient, il n'est pas sans importance de dire quelques mots de leurs variétés topographiques, bien que, en clinique, il soit souvent difficile de les reconnaître. Nous en avons, d'ailleurs, déjà parlé, à propos de chaque variété[1]. Les lésions méningées peuvent prédominer à la base, à la convexité, être unilatérales ou bien circonscrites. Chacune de ces formes se traduit par des symptômes un peu différents et qui permettent au chirurgien, dans certains cas, de mieux limiter son intervention. Dans la méningite de la base, il y a souvent des paralysies des nerfs craniens, des altérations du fond de l'œil, des troubles cardiaques et respiratoires. La méningite de la convexité se caractérise par une violente céphalalgie ; le malade est en proie au délire, le coma est précoce et la température élevée.

Lorsque la méningite est unilatérale, il y a de l'hémiplégie croisée, des convulsions et des contractures suivies parfois de paralysies d'un seul côté du corps.

Quant à la méningite circonscrite, ses symptômes sont également localisés ; enfin, elle a une prédilection marquée pour la scissure de Rolando et la sphère psycho-motrice.

[1] Debove et Achard. E. Dupré, *Manuel de médecine*, tome III.

## CHAPITRE III

### DU TRAITEMENT CHIRURGICAL
### SES INDICATIONS ET SES RÉSULTATS
### OBSERVATIONS

Comme nous l'avons fait dans le chapitre précédent, nous nous occuperons d'abord du traitement chirurgical des méningites non traumatiques, puis de celui des méningites traumatiques.

Si nous parcourons les livres de chirurgie cranio-cérébrale, nous n'y trouvons que bien rarement signalées les indications médicales de la trépanation. On ne saurait trop réagir contre les craintes exagérées que paraissent avoir les chirurgiens, et nous approuvons ces paroles de J.-Lucas Championnière : « J'insiste sur les indications médicales du trépan, qui prendront certainement une grande extension, car nombreux sont les cas de douleurs fixes, de vertiges, de convulsions, que la médecine ne peut guérir ; l'innocuité de la trépanation est telle qu'on est autorisé à la faire sans indication précise, au même titre qu'on expérimente un traitement médical. »

Et d'abord, il est un fait que l'on ne peut nier, c'est que l'inflammation des méninges amène une augmentation de la tension intra-cranienne et du liquide céphalo-rachidien. La compression cérébrale peut très bien, par elle-même, engendrer divers accidents : les expériences de Duret, de Pagenstecher ne doivent plus laisser de doute dans notre esprit à cet égard. Höftman[1], qui est partisan de l'intervention chirurgicale, pense qu'elle agit comme l'iridectomie dans le glaucome ; elle permet la décompression de l'encéphale, et, par suite, écarte les dangers d'ischémie et de ramollissement ; au Congrès des chirurgiens allemands de 1889 il rapporte l'observation suivante qui sert de base à sa théorie :

### Observation I

(Höftman, Congrès allemand, 1889.)

Un homme de trente ans est pris, le 10 mars 1889, de céphalalgie violente, de vomissements, de ralentissement du pouls ; il a du scintillement et de la faiblesse, mais sans élévation de température. Pas de syphilis à noter dans les antécédents ; malgré cela, l'iodure de potassium amena une amélioration notable. Les jours suivants se produisirent des attaques apoplectiformes, puis une hémiplégie complète de tout le côté gauche avec paralysie de la vessie. Höftman pratiqua la trépanation au niveau du temporal. Le soir déjà le malade remuait le côté paralysé ; retour du sensorium, disparition de la céphalalgie et de tous les autres accidents.

M. le Dr Jaboulay pratiqua également la trépanation dans un cas de méningite au début, et il obtint une guérison.

Dans la troisième observation, le résultat fut moins

[1] Höftman (Königsbeg), 3 cas heureux de trépanation (*Congrès allemand*, 1889).

brillant. Mais cet échec ne doit pas être imputé à l'opération qui ne fut faite que trop tard. Le malade, un homme de 50 ans, était dans un état absolument désespéré, et dans le coma.

### Observation II

(M. Jaboulay, 30 observations de chirurgie intra-cranienne, *Archives prov. de chirurgie.*)

Décembre 1891. — *Méningite au début.* — *Trépanation.* — *Issue du liquide céphalo-rachidien.* — *Guérison.*

Un homme de soixante ans était entré dans le service de M. le professeur Lépine avec des signes de méningite aiguë ; il avait du trismus, des contractures des membres, de l'excitation et de violentes douleurs de tête. Parfois la moitié gauche de la face se contractait et souvent les dents grinçaient. Dans les quelques moments de lucidité dont il peut jouir, il raconte qu'un marteau lui est tombé sur le front, il y a quelques jours, d'une hauteur de 2 mètres environ. En effet, sur le front, à gauche, il est possible de voir une ecchymose noire. Mais il est très difficile d'accorder une importance à cette explication de l'origine de la maladie. (D'ailleurs, une fois opéré, le malade ne s'est pas rappelé cette origine.)

L'ecchymose est d'ailleurs très légère et la maladie actuelle doit avoir eu une autre origine. La température est de 39°5. Les viscères thoraciques et abdominaux sont sains.

*Opération.* — Quoi qu'il en soit, sur le conseil du professeur Poncet, trois couronnes sont appliquées sur le lieu du traumatisme. Le crâne est peu épais ; il n'y a pas de fracture. La dure-mère est incisée. Il s'écoule un liquide céphalo-rachidien très louche. Quelques granulations, très probablement des granulations de Pacchioni, se montrent en avant vers la partie inférieure de la première rondelle.

Le suintement du liquide céphalo-rachidien à travers le feuillet viscéral de l'arachnoïde se fait comme si ce feuillet était criblé de trous et ressemble à la sueur qui perle sur la peau.

De la poudre d'iodoforme fut appliquée sur cette porte de sortie.

*Suites.* — Le lendemain, la température était de 39 degrés avec les mêmes phénomènes cérébraux ; puis elle descendait lentement et coïncidait dans sa chute progressive avec l'amélioration de l'état intellectuel, des contractures et du trismus, et en même temps avec l'écoulement du liquide céphalo-rachidien au dehors, ce que l'on constatait à chaque pansement. Enfin, un mois et demi après, le malade était complètement revenu à lui-même, conservant seulement de l'amnésie rétrograde pour tous les faits qui s'étaient produits depuis le début de sa maladie dont il ignore l'origine.

### Observation III

(M. Jaboulay, 30 observations de chirurgie intra-cranienne, *Archives prov. de chirurgie.*)

Mars 1892. — *Méningite de la base à sa dernière période. — Déviation conjuguée de la tête et des yeux à droite. — Trépanation. — Mort. — Autopsie.*

Un homme de cinquante ans était entré dans le service de M. le Dr Lépine dans un état désespéré. Il était dans le coma, avait des contractures et tournait à droite la tête et les yeux. La langue était sèche. Le pouls, petit et rapide, battait 130. Mais il n'y avait pas d'anesthésie.

*Opération.* — Je lui fis à gauche une trépanation le long de la ligne de Rolando. Trois couronnes furent appliquées. La dure-mère fut incisée ; le liquide céphalo-rachidien était clair et, chose curieuse, ne transsuda pas. A son tour, le feuillet viscéral de l'arachnoïde fut incisé : un peu de liquide vint avec une certaine quantité de sang.

La mort survint dans la nuit, quelques heures après l'opération, qui avait été faite vers sept heures du soir.

*Autopsie.* — A l'autopsie, M. Tournier, interne de service, découvrit une méningite de la base et une grosse hydropise ventriculaire. Il devait y avoir un obstacle à l'issue du liquide intra-ventriculaire vers le trou de Magendie. C'est pour cela qu'il n'y a pas eu d'œdème cérébral.

La conclusion de ce fait est qu'en pareille occurrence, lorsqu'il n'y aura rien du côté de la convexité qui soit capable d'expliquer les symptômes d'excitation, il faudra faire la ponction des ventricules.

Si nous en croyons John Macpherson[1], les opérations de ce genre sont légitimes et justifiées par la raison qu'elles sont éminemment sûres et que, soigneusement pratiquées, elles sont pratiquement indemnes de tout risque de mortalité. Dans l'état actuel de nos connaissances, il est désirable que nous possédions une expérience plus complète et plus étendue des résultats fournis par les opérations chirurgicales pratiquées en vue de remédier à la compression cérébrale.

Le traitement chirurgical semble donc susceptible d'être appliqué plus souvent qu'on ne l'a fait jusqu'à présent; et il est manifeste que les chances de guérison seront d'autant plus grandes que l'on aura pratiqué la trépanation à une époque plus rapprochée du début des accidents. Sans doute nous n'interviendrons pas de parti pris ; mais lorsque, chez un malade, les moyens médicaux auront été employés sans succès et n'auront pas enrayé la marche de

[1] John Macpherson, *The journal of mental sc.*, octobre 1894.

la maladie, lorsque nous constaterons très nettement des phénomènes de compression, localisés à certaines régions motrices de l'écorce cérébrale, nous ne voyons pas pourquoi nous n'essayerions pas d'appliquer une couronne de trépan.

Dans un des cas que nous venons de citer, le liquide était clair. Il n'en est plus de même s'il y a du pus. Il faut alors distinguer : le pus a-t-il envahi la plus grande partie des méninges ou bien a-t-il été circonscrit par des adhérences qui ont eu le temps de se former? En somme, la méningite est-elle localisée ou diffuse? Le pronostic, dans les deux cas, est absolument différent. Dans les méningites localisées, la trépanation s'impose ; il y a là de véritables abcès qu'il faut ouvrir et drainer.

Les résultats de l'intervention dans la deuxième forme ont bien, jusqu'à présent, donné quelques résultats heureux, mais ils ne sont pas encore très nombreux. L'observation II en est, peut-être, un exemple. Mayo-Robson, en Angleterre, obtint une guérison absolue dans un cas de méningite aiguë : il trépana, mit un drain et fit passer un courant de liquide. Plusieurs mois après cette opération, son sujet ne présenta d'autres accidents que quelques mouvements convulsifs légers et à peine appréciables dans le bras opposé à l'hémisphère opéré.

Nous croyons donc qu'il y a des méningites diffuses dans lesquelles nous sommes autorisés à trépaner; et l'intervention n'aura de réelles chances de succès qu'autant qu'elle aura été pratiquée de bonne heure.

## Observation IV (inédite).

(Due à l'obligeance de M. le Dr Jaboulay.)

*Méningite purulente. — Abcès diffus de la cavité arachnoïdienne.*

Un homme âgé de quarante cinq ans était entré dans le service avec une adénite phlegmoneuse suppurée de l'aine gauche, consécutive à une plaie de la jambe du même côté. On constatait, au front et à droite, une cicatrice, indice de l'incision d'un abcès antérieur. Cet homme avait de violents maux de tête et des crises d'épilepsie jacksonienne localisées à la moitié gauche de la face ainsi qu'au membre supérieur du même côté. Pendant ces crises, qui venaient toutes les demi-minutes, la face et les yeux étaient déviés à gauche. Dans leur intervalle, la moitié gauche de la face et les membres du même côté étaient paralysés, la tête et les yeux étaient déviés à droite.

M. le Dr Jaboulay fit la trépanation à droite, sur un point douloureux qui siégeait au niveau du frontal, en arrière et en dehors de la cicatrice, dont nous avons parlé plus haut. Chose curieuse, la peau s'était parfaitement cicatrisée à ce niveau.

*Opération.* — Os épais, la dure-mère ne bat pas. Incisée, elle laisse s'écouler une grande cuillerée de pus chaud. Alors, agrandissement de la trépanation, en allant du côté de la cicatrice. Ici, un point d'ostéite térébrante, mais incomplètement perforante. Il reste encore du diploé et de la table interne. En face de ce point d'ostéite, la dure-mère est soulevée, excoriée et feutrée. C'est peut-être par là que s'est faite l'inoculation des méninges, et c'est peut-être parce que les produits purulents se sont portés en dedans que la peau a pu se cicatriser en avant. Alors, incision de la dure-mère tout le long de la trépanation ; le pus continue à s'écouler. Il y a du pus étalé sur une grande surface dans l'espace arachnoïdien, de la pointe du lobe frontal aux circonvolutions rolandiques. Le doigt, introduit sous la dure-mère dans différentes directions, en fait sourdre du pus chaud. Les sillons des circonvolutions en sont aussi couverts. Des drains de caoutchouc sont placés dans toutes ces directions sous la dure-mère et ressortent ensemble par l'orifice de la trépanation. Deux d'entre-eux ramènent encore du pus; l'un en avant vers la pointe du lobe frontal, l'autre en bas et en dehors de ce lobe. Gaze blanche par-dessus. Deux fils d'argent réunissent la grande plaie de la trépanation qui mesure environ 7 à 8 centimètres de longueur sur 2 à 3 de largeur. Il s'est écoulé à peu près 50 à 60 grammes de pus. Il y eut des secousses d'épilepsie jacksonienne dans la face et le membre supérieur gauche.

*Suites.* — Amélioration pendant vingt-quatre heures, puis les accidents recommencent.

Alors, deux jours après, ablation des drains et trépanation en bas, à la tempe et un peu au-dessus de l'orbite; puis en arrière, au niveau du lobe pariéto temporal où une grande partie du pus s'est écoulée; M. le Dr Jaboulay place encore deux drains.

Ce malade a été emmené par sa famille le lendemain même de l'opération, et il est mort huit jours après, de son infection purulente. Il avait un gros phlegmon qui occupait tout le bras gauche.

*Nota.* — Dans les cas analogues qui guériraient, il faudrait, pour tarir la suppuration, faire la mobilisation d'un grand volet du crâne pour combler le vide, comme dans les pleurésies purulentes.

Mais il est une catégorie de méningites qui a largement bénéficié de l'intervention chirurgicale; nous voulons parler des méningites d'origine otique. Dans leur forme suraiguë, leur gravité est telle que le malade est emporté brusquement, sans donner au chirurgien le temps de la réflexion. Mais il n'en est plus de même dans la forme subaiguë : celle-ci est curable. Nous dirons cependant que, « d'une manière générale, l'intervention opératoire est justifiée, car, si elle n'améliore pas la méningite aiguë diffuse, au moins elle ne l'aggrave en rien, et si, au contraire, il s'agit de méningite subaiguë, elle peut procurer la guérison.[1] »

M. le Dr Jaboulay proscrit absolument et regarde même comme dangereux les lavages, soit de l'oreille, soit des cellules mastoïdiennes ; dans l'otite moyenne suppurée, en effet, les lésions osseuses sont fréquentes et on peut supposer qu'il y a communication entre l'abcès de la caisse et l'abcès sous-dural.

La trépanation doit toujours être pratiquée au point le plus déclive ; de cette façon, on assure un bon drainage et la guérison est plus rapide. Le lieu d'élection du pus semble être au-dessus du conduit auditif externe, en arrière ou en avant, suivant le cas. C'est à ce niveau que l'on trépane généralement, bien que le drainage fait, soit avec de la gaze, soit au moyen d'un drain, ne soit pas très commode. Aussi Mac Ewen propose-t-il une ouverture à 6 centimètres au-dessus du méat et une contre-ouverture en un point déclive. Bergmann, qui n'est pas de cet avis, tient à l'ouverture simple. N'oublions pas que, du fait de la stagnation du pus au niveau de la plaie opératoire, les méninges peuvent être infectées. M. Jaboulay, dans le but d'éviter la méningite consécutive, substitue à la trépanation de la voûte crânienne la résection[2] de la paroi supérieure du rocher, sans toucher cependant à la partie interne, à la pointe, où se trouve une artère très importante : la carotide interne. Il a pu pratiquer assez facilement cette opération sans léser le nerf facial. Le drainage se fait bien, le

[1] Broca et Maubrac, *Chirurgie cérébrale*.
[2] Vauthey, *Province médicale*, 1895

pus s'écoule par l'ouverture en un point déclive et la possibilité de méningite par inoculation est éloignée.

**Méningites d'origine traumatique.**— « J'admets, dit Horsley, que, dans la méningite traumatique septique, il y a indication au drainage large et aux lavages avec solutions antiseptiques chaudes. Je ne prétends pas qu'on aura ainsi toujours des succès, mais je ferai remarquer que cette affection est considérée actuellement comme incurable. »

Sébileau accepte, théoriquement du moins, le conseil d'Horsley, mais, le cas échéant, il hésiterait peut-être davantage à le mettre en pratique, bien qu'il croit le chirurgien autorisé à tout lorsque le malade a tout à craindre.

La méningo-encéphalite étant le résultat d'une infection, il faut prévenir cette complication par tous les moyens antiseptiques; le pansement d'une fracture du crâne ou d'une lésion traumatique du cuir chevelu n'est plus à négliger. Contre la méningo-encéphalite diffuse, la thérapeutique est impuissante; la médication dirigée contre les symptômes d'irritation ou de dépression ne peut que pallier les accidents; mais le jour où l'on appliquera aux méninges le traitement, accepté aujourd'hui en principe, contre la péritonite septique, c'est-à-dire l'ouverture large du crâne, et la toilette des enveloppes cérébrales, on diminuera la gravité redoutable de cette affection. Dès 1883, on citait déjà quelques cas d'intervention heureuse en pleine méningite développée. Wegner[1] aurait pu l'en-

[1] *Société des médecins allemands de Prague*, 1883.

rayer chez deux de ses blessés ; Gussenbauer a aussi un succès à son actif.

Nous dirons donc que, lorsqu'un blessé a, consécutivement à une fracture de la voûte du crâne, des accidents de méningite, nous ne devons pas hésiter : il faut intervenir, et au plus vite ; nous aurons ainsi quelque chance d'éviter la diffusion du pus.

Lorsque la collection purulente est localisée, la loge qu'elle occupe peut être limitée superficiellement par la dure-mère, périphériquement par des adhérences méningées, profondément par la surface cérébrale qui se ramollit et s'effrite peu à peu. Il faut alors ouvrir et désinfecter largement. Du reste, comme le dit Chipault[1], il n'est pas absolument rare que le foyer sus-cortical communique, par une fistule plus ou moins étroite, avec un foyer profond intracérébral qui doit être, lui aussi, ouvert et drainé. C'est ce qui a quelquefois lieu dans les méningites consécutives à une lésion pariétale, à un traumatisme, à une ostéite.

La réponse n'est plus aussi nette quand il est question de lésions méningées consécutives aux fractures irradiées à la base. Quoiqu'il soit souvent difficile de désinfecter et de drainer à la base du crâne un foyer purulent, l'intervention est encore d'une réelle efficacité. Sans doute nous aurons plus d'un échec, mais nous savons que le blessé est irrémédiablement perdu.

Disons enfin que certains chirurgiens préconisent la trépanation dans un but antiseptique, en dehors de la compression, dans les fractures du crâne avec plaie.

Mais là n'est pas toute la question : le chirurgien doit

[1] Chipault, *Chirurgie opératoire du système nerveux.*

encore se demander où il doit trépaner et comment il doit trépaner. Si la méningite n'est pas d'origine traumatique, il se basera sur la doctrine des localisations chaque fois qu'il le pourra (car elle est souvent infidèle), et quelquefois sur le siège de la douleur. S'il y a eu un traumatisme, le trépan sera appliqué sur la lésion elle-même; il faudra bien entendu, prendre de grandes précautions pour ne pas enfoncer les fragments osseux mobiles. S'il y a du pus, l'ouverture cranienne sera agrandie, afin que l'on puisse bien se donner du jour. On sera autorisé à faire des trépanations multiples destinées à en faciliter l'écoulement et le drainage. Le procédé de « trépanation bi-linéaire avec travée volante intermédiaire » de M. le Dr Jaboulay, permet d'évacuer des collections de pus d'une certaine étendue; le volet osseux réappliqué empêche la hernie cérébrale et, tout en permettant le drainage, comble le vide. Jadis on évitait les tempes, les sutures, les sinus; la crainte d'une hémorragie arrêtait souvent l'opérateur. Aujourd'hui ces craintes sont presque entièrement dissipées, et nous voyons, dans certaines affections suppuratives de l'oreille moyenne et de l'oreille interne, quelques chirurgiens proposer la trépanation du sinus latéral.

Il est important de bien explorer la dure-mère qui, à l'état normal, présente des battements, est d'un bleu très pâle et ne bombe pas. Si elle est rougeâtre, terne ou jaunâtre, si elle fait saillie par l'orifice de la trépanation et ne bat pas, il faut l'inciser. Avec des précautions antiseptiques suffisantes, cette incision n'aggrave pas l'opération. S'il faut laisser s'écouler un exsudat qui détermine des phénomènes de compression, il est inutile de réimplanter les rondelles; l'écoulement du liquide séreux est parfois considérable. S'il vient du pus, on pratiquera le drainage, on se servira d'un ou de plusieurs drains de caoutchouc bien aseptisés par l'ébullition prolongée dans l'eau bouillante. Les drains resteront en place tant qu'il se produira un écoulement. V. Horsley les enlève après vingt-quatre heures; Perrier les laisse plus longtemps. Nous ne pouvons pas, à ce sujet, formuler de règle précise. Disons seulement qu'il faut se baser sur la nature et l'abondance de l'écoulement, sur les symptômes généraux et locaux que présente le malade et veiller à ce qu'il ne se produise pas de phénomènes de compression ou d'irritation du côté de l'écorce cérébrale. Rappelons cependant que Deaver a introduit, sans inconvénient, le doigt entre le cerveau et la dure-mère et que Terrier a exploré la face interne de l'hémisphère.

Il est rare que l'incision de la dure-mère provoque une forte hémorragie. Il faut cependant éviter, dans la mesure du possible, le sinus longitudinal supérieur, lorsque l'on trépane sur la voûte du crâne et le sinus latéral à la région mastoïdienne. Dans un accident de ce genre, il faudrait immédiatement faire la ligature et encore mieux le bourrage au catgut.

Mais la difficulté devient bien plus grande lorsqu'il faut lutter contre une hémorragie de la pie-mère ou du cerveau. La ligature, peu commode en pareille occurrence, sera avantageusement remplacée par le tamponnement et, peut-être, par de légères cautérisations avec la très fine pointe du thermo-cautère portée au rouge sombre.

La suture de la dure-mère s'impose dans la grande majorité des cas; on se servira soit de soie aseptique fine, soit de fin catgut. On évitera ainsi, dans une certaine mesure, la hernie cérébrale post-opératoire. Le périoste et le cuir chevelu seront suturés, puis l'on mettra par-dessus le tout un pansement légèrement compressif.

Nous n'avons pas, dans cet exposé, parlé de la ponction lombaire suivie ou non de l'injection d'air stérilisé, par la méthode de M. le Dr Weil, ni du drainage des espaces sous-arachnoïdiens de la base de l'encéphale et de la moelle : Nous avons en effet, dès le commencement, éliminé de notre étude, la méningite tuberculeuse.

### Observation V (inédite).

(Due à l'obligeance de M. le Dr Jaboulay.)

*Fracture compliquée du crâne. — Menaces de méningite. — Trépanation. — Guérison.*

Au mois de janvier 1894, une jeune femme de vingt-quatre ans reçut au niveau de la région temporale gauche une pierre qui lui fit une fracture compliquée du crâne. Immédiatement après cet accident elle eut de l'aphasie et de la déviation de la langue à droite, ainsi que de la parésie faciale du même côté.

Les jours suivants, il se manifesta de l'amélioration et la parole revint. Mais, le cinquième jour, la malade ayant refusé de se laisser couper les cheveux, un érysipèle du cuir chevelu se déclara. Elle eut de nouveau de l'aphasie et de la paralysie ; les symptômes allèrent en s'aggravant; le membre supérieur droit se paralysa et l'état général devint mauvais.

*Opération.* — M. le Dr Jaboulay pratiqua la trépanation un mois seulement après le début de l'accident, la malade ne lui ayant pas été présentée plus tôt. Il y avait une large embarrure temporale, la lame vitrée était enfoncée et cassée 2 ou 3 centimètres plus loin que la table externe. Pour relever ces fragments, M. Jaboulay fut obligé de mettre deux couronnes de trépan en avant et en arrière de la fracture. La dure-mère était déchirée et du pus venait à l'extérieur par la fente qui, une fois agrandie, laissa se vider un vaste abcès des méninges et du cerveau profond de 5 à 6 centimètres. Drainage avec de la gaze simple sans réunion superficielle. Quelques jours après, ouverture d'un deuxième abcès cérébral plus petit et au-dessous.

*Suites.* — La malade guérit, mais elle conserva de la parésie droite.

### OBSERVATION VI (inédite).

(Due à l'obligeance de MM. les Drs Girard, de Grenoble, et Bellin, de Tencin.)

*Fracture ancienne du rocher, non consolidée. — Méningite grippale. — Trépanation. — Mort.*

M. J..., âgé de cinquante-deux ans, exerçait la profession de tuilier à Tencin. Rien à noter dans ses antécédents. Son père et sa mère sont morts à un âge avancé. Il a deux frères et trois filles bien portants. Pas d'affection grave à signaler dans ses antécédents personnels. Il y a huit ans environ, il fit une chute de voiture dans les circonstances suivantes : au mois de juin 1890, étant un peu ivre, il revenait du marché, lorsque le cheval qu'il conduisait s'emballa. Il voulut sauter de la voiture et alla très violemment donner de la tête sur le sol. Il ne se fit pas de plaie au cuir chevelu et n'eut pas d'hémorragie par les orifices, nez, bouche ou oreilles. Mais il perdit connaissance et resta dans le coma pendant quatre jours. Il avait une ecchymose sous-conjonctivale du côté gauche. Le médecin appelé lui fit appliquer de la glace sur la tête, mettre des sangsues aux apophyses mastoïdes et ordonna le repos le plus complet.

L'état du malade alla en s'améliorant, mais il ne recouvrit que très peu ses facultés et ne put se lever qu'au bout de trois mois environ. Il avait de l'amnésie, de violentes douleurs de tête localisées surtout au côté gauche et une surdité absolue du même côté. Il parlait difficilement, avait du vertige et des absences apoplectiformes ; il perdit presque complètement l'intelligence. Il ne put plus s'occuper de ses affaires, ni continuer l'exercice de sa profession. A part cela, l'appétit était bon et toutes les fonctions s'accomplissaient normalement.

Le 1er mars 1898, c'est-à-dire huit ans plus tard environ, il eut la grippe avec tout son cortège de symptômes habituels : céphalalgies (semblables à celles qu'il avait d'habitude depuis son accident), malaise général, inappétence, courbature généralisée, et un peu de fièvre le soir. Un seul matin il eut des nausées et un vomissement. En somme, c'était une grippe légère et qui ne le força pas à s'aliter.

Il commençait à aller mieux, sortait, vaquait à ses occupations, lorsque le 25 mars, au matin, il ne put se lever. Il fut pris d'un mal de tête très violent, avec nausées, vomissements et perte absolue des forces. Ce malaise alla en augmentant et vers quatre heures de l'après-midi le malade commença à ne plus avoir bien conscience de ses actes; il était somnolent, répondait avec une extrême difficulté aux questions qu'on lui posait et souvent se trompait, prenant un mot pour un autre ou répétait plusieurs fois, sans nécessité, la même phrase.

Le Dr Bellin, mandé aussitôt, le trouve à 9 heures du soir dans cet état, ayant encore sa connaissance, mais parlant très difficilement et retombant vite dans sa somnolence.

Le 26 mars, au matin, l'état du malade s'est encore aggravé ; il ne reconnait plus personne et ne répond aux questions qu'on lui pose que par des mots entrecoupés. L'analyse des urines ne révèle rien d'anormal ; seule, la pupille gauche parait un peu rétrécie. On prescrit comme traitement : glace sur la tête, huit sangsues aux apophyses mastoïdes, lavement purgatif, moutarde aux jambes, iodure de potassium 3 grammes *pro die*, bromure de potassium 2 grammes pour diminuer la tension sanguine.

L'après-midi du même jour, le malade est dans le coma le plus complet, il pousse presque continuellement des plaintes en portant les mains à sa tête. Si on réussit à le tirer de son état de torpeur, il a de l'aphasie et répète sans cesse le mot oui.

Le 27 mars, même état; le coma est encore plus profond. On lui fait deux injections : une d'éther et une de caféine.

Le 28 mars, vers midi, le malade entre dans l'agonie, et on décide de le transporter à l'hôpital pour l'opérer. Il y arrive vers 5 heures du soir, dans un état lamentable, avec des ronchus organiques, de l'écume aux lèvres, un pouls presque incomptable, la respiration très rapide et très bruyante. On lui fait, presque coup sur coup, deux injections d'éther et une de caféine.

*Opération.* — Elle est pratiquée, *in extremis*, et sans anesthésie préalable, par M. le Dr Girard. Après rasage et antisepsie de la région, deux couronnes de trépan sont appliquées à gauche au niveau de la scissure de Rolando. Incision des méninges ; à ce moment le rythme respiratoire se modifie très nettement. Le malade, absolument insensible jusque-là et sans mouvement, pousse une ou deux plaintes. Le Dr Girard, croyant à un abcès cérébral, fait, avec l'aiguille fine de Potain d'abord, un bistouri fin ensuite, plusieurs ponctions dans la substance cérébrale, mais sans résultat. Hémorragie en nappe assez abondante; à un moment donné le sang paraît mélangé d'un peu de pus très épais et blanchâtre. On trouva un très petit foyer abcédé, de 1 centimètre cube environ, au niveau de la scissure de Rolando à gauche. Lavage à l'eau bouillie tiède et sutures.

*Suites.* — Le malade est apporté dans son lit; il est toujours dans le coma, mais respire plus librement. Son pouls, qui s'est un peu relevé, est toujours rapide. Deux heures après environ, les mouvements respiratoires redeviennent plus rapides, l'agonie reprend, et le malade meurt à 1 heure du matin, environ sept heures après l'opération.

*Autopsie.* — Elle fut pratiquée très sommairement le lendemain matin, à 8 heures, par M. Roux, interne du service, le corps étant réclamé par la famille.

On trouva les méninges très épaissies et recouvertes d'un pus très épais, blanc verdâtre, que l'on pouvait enlever sous forme de lambeaux. Il y en avait aussi dans le ventricule latéral gauche. On constatait en outre, un petit abcès à la base du cervelet. Au niveau du rocher, à gauche, il y avait une fracture non consolidée, dans l'interstice de laquelle on pouvait introduire une sonde cannelée. En appuyant sur l'os à ce niveau, on faisait sourdre du pus.

*Note.* — La survie procurée par l'intervention peut être évaluée à six heures environ, car, lorsque l'on apporta le malade sur la table d'opération, il était pour ainsi dire mort, et il semblait, à chaque instant, qu'il allait trépasser.

En résumé, nous étions en présence d'une méningite grippale typique, et il n'est pas douteux, selon nous, que, dans son étiologie, il faille faire intervenir l'ancienne fracture du rocher.

## OBSERVATION VII

(M. le Dr Moty, médecin militaire, *Semaine médicale*, 13 avril 1893.)

*Méningite infectieuse. — Trépanation pariétale avec ouverture de la dure-mère. — Guérison.*

Il s'agissait d'un soldat, chez lequel une baguette de fusil avait pénétré profondément dans la fosse nasale droite, par son extrémité la plus effilée et qui y était restée fixée pendant un certain temps. Le lendemain, le blessé présentait déjà des symptômes très nets de méningite infectieuse; douleurs violentes sur toute l'étendue de l'axe cérébro-spinal, inégalité pupillaire, pouls et tracé thermique caractéristiques. Comme ces symptômes allaient s'aggravant, M. Moty se décida à intervenir. Il enleva, au moyen d'une petite couronne de trépan, une rondelle osseuse dans la région pariétale droite, incisa la dure-mère qui paraissait tendue, introduisit un crin de cheval replié en anse par cette incision et sutura la plaie cutanée. Le liquide qui s'échappa de la cavité arachnoïdienne ne contenait ni pus, ni microbes. On appliqua un pansement au bismuth et au sublimé.

Après l'opération, les douleurs s'amendèrent considérablement et tous les symptômes commencèrent à rétrocéder. Pendant cinq jours, il s'écoula une grande quantité de sérosité par la plaie; puis on enleva le drain et les points de suture. Une petite fistule, par laquelle suintait un peu de sérosité, persista pendant quelque temps, après quoi elle se ferma spontanément. L'opéré guérit.

M. Moty estime que le drainage des enveloppes cérébrales est indiqué dans la méningite dès que le diagnostic est posé; car, plus on retarderait l'intervention, plus les désordres locaux et généraux s'accroîtraient et moins l'opération serait efficace. Le drainage cranien agirait à la fois sur l'élément douleur et sur l'infection locale.

### Observation VIII

(M. le Dr Péan, *Bulletin de l'Académie de médecine*, 1893.)

*Abcès sous-méningé, ouverture du crâne. — Guérison.*

Emilie C..., âgée de quatre ans et demi, bien portante jusqu'à la fête du 14 juillet de cette année. Ce jour-là, le père, en jouant avec un revolver, le décharge involontairement, et la balle (de petit calibre) traverse le globe de l'œil droit de la fillette et pénètre dans les parties profondes. L'enfant tombe à terre sans perdre connaissance. Elle est transportée à l'hôpital des enfants, où elle reste jusqu'au 4 août. Pendant ce temps, elle a présenté des accidents sur la nature desquels nous n'avons que des renseignements incomplets, fièvre, agitation du jour et de la nuit, céphalalgie. On aurait, à ce moment, prononcé le nom d'accidents méningitiques. Le 4 août, les parents reprennent leur enfant dont la vie était, dit-on, considérée comme compromise. Chez eux, elle accuse de nouveau une céphalalgie vive à droite, principalement vespérale. En même temps on constate un affaiblissement progressif de l'œil gauche. La malade est, à cause de ses troubles oculaires, conduite à la clinique de M. Gillet de Grandmont, le 30 août. La cécité est absolue, la pupille, très dilatée, est complètement immobile. La pupille est voilée. On conclut à l'existence d'une névrite sympathique, de cause infectieuse. Quatre injections sous-conjonctivales d'une goutte de solution de sublimé au 1/100 suffisent à amener la résorption du voile papillaire. Peu à peu on voit réapparaître les mouvements pupillaires et, plus tard, la vision.

Jusqu'au 21 septembre, l'enfant est en apparence très bien. Mais ce jour elle est reprise de maux de tête, elle accuse des douleurs vagues dans tous les membres ; à midi, elle a quelque difficulté à se servir du bras gauche qui, le soir, est paralysé. Le 22 septembre, douleur orbitaire droite et persistance de la paralysie. Pas d'élévation de la température.

Le 23 septembre, même état.

Le 24 septembre, M. Gilbert Ballet est appelé en consultation. Il constate les phénomènes suivants : l'intelligence est très lucide; la malade répond très bien aux questions, autant que le comporte son âge ; elle se plaint d'une légère douleur au niveau de la région orbitaire droite ; il existe un peu de parésie faciale du côté gauche et une monoplégie flaccide absolue du membre supérieur. Le membre inférieur est très légèrement parésié, mais la malade peut se tenir debout et marcher. En présence de ces symptômes, M. Ballet diagnostique une lésion intéressant le centre moteur du membre supérieur, c'est-à dire la partie moyenne des circonvolutions frontale et pariétale ascendantes. D'autre part, en s'en référant aux détails de l'histoire pathologique du cas, M. Ballet conclut, quant à la nature de la lésion, à un foyer purulent péri-ou intra-cérébral. Il est d'avis de pratiquer la trépanation.

Le 24, vers le milieu de la journée, la malade est prise d'un accès d'épilepsie jacksonienne. La tête est tournée à gauche et le membre supérieur de ce côté est seul agité de violentes convulsions. La nuit suivante, à 1 heure, et le lendemain à 10 heures du matin, nouveaux accès.

M. Gillet de Grandmont m'adresse la malade à l'hôpital international, et la trépanation est pratiquée le 26 septembre au matin.

*Opération.* — Il s'agissait d'abord de déterminer les points de repère qui devaient nous guider dans la localisation des couronnes du trépan. Voici comment procède M. Ballet, qui voulut bien nous prêter son concours. Il a recours aux indications formulées par J. Lucas-Championnière. Une ligne horizontale de 5 centimètres est tracée en arrière de l'apophyse orbitaire externe. Sur l'extrémité de cette ligne, il élève une perpendiculaire de 3 centimètres dont le sommet correspond à la partie inférieure du sillon de Rolando. Puis, avec un cordon, il relie l'un à l'autre les deux conduits auditifs, en passant perpendiculairement au-dessus de la suture sagittale : un point correspondant à l'extrémité supérieure de la scissure de Rolando est marqué à 48 millimètres en arrière du cordon. Un trait relie les deux extrémités de la scissure et on trace à sa partie moyenne un cercle de la largeur d'une pièce de 2 francs correspondant au centre moteur du membre supérieur.

Au moyen d'une incision antéro-postérieure longue de 7 centimètres, le crâne est mis à nu, le périoste détaché, l'os réséqué par morcellement avec le polytritome et la dure-mère incisée avec le bistouri. Tous les vaisseaux sont pincés. Nous voyons alors la pie-mère rouge lie-de-vin et couverte d'arborisations blanchâtres. En même temps, le liquide céphalo-rachidien s'écoule au dehors, présentant un aspect opalin, laiteux, manifestement purulent. Nous recueillons dans trois éprouvettes le pus qui s'écoule, nous lavons la surface externe du cerveau avec une grande quantité d'eau tiède stérilisée; ce lavage entraîne, avec le pus, les fausses membranes jaunâtres qui tapissaient le foyer. Nous pouvons estimer à près de 200 grammes la quantité de pus qui s'écoule. Après le lavage, nous constatons que les circonvolutions cérébrales sont déprimées au point qu'entre elles et la dure-mère il y a un espace beaucoup plus large qu'à l'état normal. La dure-mère est ensuite fermée par un surjet de catgut, et les parties molles par du crin de Florence. Un tube élastique est laissé à demeure dans l'angle postérieur de la plaie. Pansement antiseptique.

*Suites.* — Dès le lendemain de l'opération, l'enfant est gaie, enjouée, ne se plaint plus d'aucune douleur de tête et commence à mouvoir le bras.

Le 29, les mouvements de ce membre sont encore plus libres, plus puissants, et l'état général est toujours très satisfaisant. Quelques jours après, la plaie est réunie par première intention. Le tube à drainage est laissé en place trois semaines.

Le 18 octobre, la malade quitte l'hôpital.

Le 25, M. Gillet de Grandmont la revoit. Il constate, d'une

part, un état général aussi satisfaisant que possible ; d'autre part, un rétablissement, en apparence complet, des fonctions du membre et le retour de la vision qui permet actuellement de compter les doigts à 5 mètres de distance.

Ajoutons en terminant que, depuis l'opération, il n'y a plus eu le moindre accès d'épilepsie partielle. Cette observation, ajoute M. le Dr Péan, est intéressante à plusieurs titres :

1° Elle montre la difficulté de prévoir à l'avance la marche des accidents qui peuvent se produire à la suite des plaies, par armes à feu, de l'orbite;

2° Elle prouve, une fois de plus, l'utilité pratique des notions acquises sur les localisations cérébrales;

3° Elle démontre enfin que si, en dehors des lésions traumatiques du crâne, on doit être réservé dans les applications de la trépanation, cette opération peut rendre cependant de signalés services, faire disparaître des infirmités qui, sans elle, seraient incurables, et même sauver la vie dans des cas en apparence désespérés.

## Observation IX

(M. Dieu, *Société de chirurgie*, juillet 1885.)

*Fracture directe du pariétal droit avec plaie et épanchement circonscrit. — Méningite. — Trépanation. — Guérison.*

Un soldat reçoit sur la tête un violent coup de pierre qui le fait tomber sans connaissance ; il se relève cependant au bout d'un quart d'heure et peut rentrer seul à la caserne.

Il n'entre à l'hôpital que le lendemain.

On ne constate à ce moment aucun symptôme de compression ni d'irritation cérébrale, et le malade est simplement mis au repos, avec surveillance constante. Le malade allait très bien et sortait dans le jardin, quand, dans la nuit du onzième jour, il fut pris d'agitation avec cris plaintifs, céphalée, nausées, délire et fièvre, sans aucune complication locale. Le lendemain, les symptômes de méningite s'étaient accentués, et le trépan fut pratiqué.

La dure-mère fut mise à nu sur une surface de 4 cm. 1/2 carrés; elle était recouverte d'un caillot qu'on respecta ; mais il s'échappa quelques gouttes de pus. Le malade avait 40°2 le soir de l'intervention et on lui mit des sangsues ; mais son état s'améliora dès le lendemain et la guérison est aujourd'hui bien complète.

## Observation X

(M. Peyrot, *Société de chirurgie*, novembre 1892.)

*Méningite d'origine traumatique. — Trépanation. Guérison.*

Un terrassier reçut en mai 1892 un coup de manivelle sur le côté de la tête; le traumatisme détermina une petite plaie des téguments qui suppura, mais guérit rapidement. Deux mois après, en juillet, le malade est pris d'accès épileptiformes dans le bras gauche ; puis, très rapidement, le membre inférieur est pris également, et bientôt les crises épileptiformes s'étendent à tout le corps ; l'état général s'aggrave, le malade délire et présente de l'élévation de température. M. Peyrot pense à un abcès du cerveau et pratique la trépanation le 2 août.

*Opération.* — Il incise les téguments au niveau de la cicatrice, ne trouve ni enfoncement, ni fissures, place quatre couronnes de trépan et fait une brèche de 8 centimètres sur 3. Il trouve la dure-mère parfaitement saine, mais soulevée et tendue ; quand elle est incisée, les circonvolutions cérébrales font hernie; la pie-mère est légèrement œdémateuse, et le long des vaisseaux il y a de petites traînées blanchâtres qui donnent l'idée d'un *commencement de méningite* et semblent confirmer l'idée d'un abcès profond. On pratique plusieurs ponctions sans résultat et, à trois reprises, M. Peyrot enfonce la pointe du bistouri à 3 centimètres de profondeur sans ramener du pus. Il se résigne alors à refermer la plaie après avoir suturé la dure-mère.

*Suites.* — A partir de cette intervention, les secousses épileptiformes diminuèrent rapidement d'intensité et de fréquence et, à partir du cinquième jour, elles disparurent définitivement. La guérison s'est maintenue jusqu'à présent.

L'interprétation de ce fait paraît difficile.

## Observation XI

(Gussenbauer, *Soc. des méd. all. de Prague*, février 1893. *Prag. med Woch.*, 1893.)

*Méningite d'origine traumatique. — Trépanation. Guérison.*

Un ouvrier reçoit une charge de bois sur la tête et vient à la visite avec une plaie du cuir chevelu du côté gauche de la tête. La plaie paraissait simple, l'os intact. On appliqua un pansement antiseptique humide et, cinq jours après, le malade quitta le service avec une plaie couverte de granulations. Quelques jours après, il revint en se plaignant de maux de tête et de vertiges. Comme il n'y avait pas de fièvre ni d'autres phénomènes sérieux, on se contenta de prescrire du bromure de potassium et de la glace sur la tête. Deux mois après, nouvelle visite du malade qui cette fois arrive avec une température de 39°C, une céphalalgie intense et des vertiges. L'indication de la trépanation n'était pas nette, mais elle fut faite à la prière du malade.

Dans l'étendue de la cicatrice, l'os fut trouvé hypertrophié, congestionné, la dure-mère injectée. Celle-ci incisée, on trouva la substance cérébrale saine, ne présentant pas de fluctuation. On se contenta donc de refermer la plaie ; le malade guérit ainsi et de l'intervention et des accidents qu'il avait présentés.

### Observations XII et XIII

(H. Nimier, médecin-major de 1re classe, agrégé libre du Val-de-Grâce, *Archives de médecine et de pharmacie militaires*, 1896, p. 217.)

*Fracture du crâne par coup de pelle-bêche. — Trépanation. Méningite suppurée diffuse. — Mort.*

Le 14 octobre 1895, avant le jour, à 2 h. 3/4 du matin, au moment de la levée du camp, le soldat D... se prend de dispute avec un camarade qui lui assène sur la tête un coup de pelle-bêche. Le blessé pousse un cri, puis, sans réclamer de secours, il achève ses préparatifs de départ et se met en route avec son bataillon qui revenait des manœuvres.

Après trois heures de marche, sans pansement, il se plaint d'un violent mal de tête, est pris dans la voiture, et à l'étape le médecin de colonisation le considère, semble-t-il, comme atteint d'une simple plaie du cuir chevelu. Le 15, il est évacué par voiture sur Bel-Abbès et arrive à l'hôpital le 16 novembre. La température est de 39 degrés ; il y a de l'agitation, un état de semi-conscience. Le malade répond difficilement aux questions, se plaignant sans cesse de céphalalgie violente ; il ne présente aucun phénomène de localisation.

Sur le cuir chevelu, rasé et désinfecté, existe une coupure assez nette, presque transversale, longue de quatre travers de doigt, siégeant en arrière de la ligne bi-auriculaire, sur la partie culminante de la bosse pariétale droite. Les tissus mous sont incisés à fond, suivant la situation de cette plaie, une incision perpendiculaire la coupe en son milieu et ainsi se trouve mise à nu une perte de substance osseuse en forme de triangle à sommet antérieur ; sa hauteur mesure 1 centimètre ; sa base, longue de 2, se prolonge par une fissure vers la ligne médiane et présente un petit pertuis qui laisse le stylet pénétrer dans le crâne. Avec la gouge et le maillet, je fais à ce niveau un trou de 2 centimètres de côté et puis ainsi extraire deux esquilles de la table interne : l'une longue de 1 cm. 1/2, largeur 50 millimètres ; l'autre rectangulaire, mesurant 3 centimètres sur 2. Une branche de la méningée donne et doit être oblitérée par tamponnement.

Le foyer cérébral au-dessous de la dure mère déchirée est détergé d'un mélange de caillots sanguins et de pulpe sanieuse. La cavité est légèrement tamponnée à la gaze iodoformée et la tête complètement recouverte par le pansement.

Immédiatement après l'opération, la conscience semble plus nette et la céphalalgie moindre. On prescrit 1 gramme de calomel en dix paquets et pour la nuit une potion de chloral. La température monte à 39°8. La nuit est très agitée.

Le 7 mars au matin, le thermomètre marque 40 degrés ; l'état du blessé, au point de vue de la conscience, reste stationnaire ; à noter quelques contractions spasmodiques des muscles de la moitié droite de la face et la placidité de tout le côté gauche du corps. En présence de ces symptômes, le pansement est levé, le tanponnement du foyer cérébral est enlevé ; la cavité est libre de caillots ; il se manifeste une certaine tendance à la hernie du cerveau. La gaze iodoformée est placée à plat sans compression du cerveau et le pansement refait.

Dans la journée, agitation, et le soir température 40°2.

La première moitié de la nuit, grâce à une potion de chloral, a été relativement calme. Au matin, le 18, température de 39°0, sans modification des symptômes, sauf une accentuation de l'hémiplégie gauche (face et membres).

Le blessé laisse aller sous lui les selles que continuent à provoquer les prises de calomel. Le pansement est levé ; il existe une légère hernie du cerveau, sans battements. Après désinfection, une ponction est faite avec un bistouri enfoncé de 2 centimètres. Elle reste sans résultat. La journée est relativement tranquille, le blessé accepte quelques cuillerées de lait.

Le soir, température 40°2.

Le 19, température le matin 39°5 ; soir, 40°1 ; à noter une rotation persistante de la tête, vers la droite; la conscience diminue. Dans le but de combattre les effets de l'infection générale, on administre une potion avec 1 gramme de teinture de scille et de digitale, laquelle provoque de la diurèse; la diarrhée persiste.

Le 20, température matin, 39°6; soir 39°7; même état, sauf inégalité des pupilles, la droite est plus dilatée que la gauche.

Le 21, température le matin, 39°6; les pupilles sont égales, la tête ne reste plus en rotation à droite, la moitié gauche de la face est agitée de contractions spasmodiques, le pouls est filiforme, la respiration stertoreuse, la conscience nulle.

La mort arrive à 3 h. 30 de l'après-midi, le thermomètre marquant 40°6.

*Autopsie.* — On constate sur le crâne l'ossification de toutes les sutures. La fissure relevée pendant l'opération n'atteint pas la ligne médiane. La face externe de la dure-mère du côté droit est tapissée d'une couenne jaune d'or, depuis le foyer de la fracture jusqu'à la base du lobe frontal. Au-dessous d'elle se trouve également une couche de pus qui recouvre le lobe frontal, en particulier, les circonvolutions frontale et pariétale ascendantes. Au niveau de la fracture existe un foyer de ramollissement cérébral, du volume d'une petite noix situé à 2 centimètres en arrière de la pariétale ascendante. A la périphérie de ce foyer, la substance cérébrale paraît saine; elle ne semble même pas injectée. Des coupes pratiquées sur les deux hémisphères, le cervelet et la protubérance, ne font rien découvrir.

Du côté des autres organes : cœur hypertrophié et chargé de graisse; foie muscade très volumineux; rate augmentée d'un tiers environ.

Le blessé a succombé à la méningite suppurée consécutive à l'infection des méninges; la lésion du cerveau lui-même a évolué avec une bénignité remarquable. Il semble que les manœuvres tardives de désinfection ont réussi à déterger le foyer cérébral et sont restées impuissantes contre l'envahissement déjà effectué de la séreuse méningée.

Du fait précédent, les hasards de la clinique me permettent d'en rapprocher un second qui, quelques jours plus tard, a été soumis à mon observation.

J..., maréchal des logis au 2e régiment de spahis, est envoyé à l'hôpital le 24 octobre 1895, avec une plaie du cuir chevelu. Il prétend être tombé, vers le milieu de la nuit, dans le fossé des fortifications, mais l'examen de la blessure démontre qu'elle a été produite par un coup de bâton, ce que confirment finalement les demi-aveux du blessé.

Dans la partie postéro-supérieure de la région pariétale droite existe une incision transversale du cuir chevelu, longue de 7 centimètres.

Peu après l'accident, elle a été pansée et quinze heures plus tard, sur mon conseil, M. le médecin-major Messerer incise à fond les tissus contus et crucialement pratique une seconde incision.

Le crâne, ainsi mis à nu, présente un enfoncement à bords nets de la table externe, de forme rectangulaire, long de 2, large de 1 centimètre. Avec la gouge et le maillet, le tissu osseux est arasé au pourtour et la table externe, saisie avec une pince, est extraite doublée du diploé. Dans le fond de la perte de substance, persiste la table interne, débordant de tous côtés le trou superficiellement pratiqué et qu'il est nécessaire d'élargir pour extraire l'esquille. La dure-mère est intacte. Un pansement à la gaze iodoformée, sans suture des lambeaux du cuir chevelu, est appliqué.

L'évolution de la blessure fut parfaite, sans réaction fébrile, sans phénomènes cérébraux, si bien que, dès le lendemain matin, l'opéré quittait son lit et avant la visite allait se promener dans le jardin. Il fallut insister pour qu'il acceptât de prendre quelques précautions.

Le 28, le premier pansement fut levé, le tampon de gaze iodoformé enlevé et les quatre lambeaux du cuir chevelu rapprochés. Le 12 novembre, ils étaient en majeure partie soudés, mais sous eux persistait une petite cavité qui, tendant à bourgeonner, fut pansée avec une mèche enduite de styrax. A la date du 25, la cicatrisation est complète. Le blessé paraît être en santé parfaite ; il accuse toutefois une sensation de ballottement quand il baisse la tête. La pression au niveau de la blessure n'est pas douloureuse.

## Observation XIV

(Lucas-Championnière, *Bulletin de la Société de chirurgie de Paris*, XIX, 1893.)

*Méningo-encéphalite superficielle d'origine traumatique. Guérison par la trépanation faite de bonne heure.*

Homme de quarante-deux ans environ; tombé d'un toit le 8 mars dernier, d'une hauteur de 17 mètres. A la suite de cette chute, perte de connaissance pendant laquelle il subit une opération sur laquelle nous n'avons pas de renseignements, mais que la suite a montré être une simple incision cruciale sur le sommet de la tête, à gauche.

Vers le vingt-quatrième jour il revint à Paris.

Depuis qu'il a repris connaissance, il n'a cessé de souffrir continuellement d'une manière générale.

Cette céphalalgie est accompagnée de vertiges qui l'empêchent absolument de déplacer la tête, du reste aucun phénomène paralytique, ni aucune convulsion.

J'ai trépané cet homme dans les circonstances suivantes :

Le 4 mai, j'ai fait une incision cruciale en reprenant les anciennes incisions. Après un examen attentif, j'ai trouvé une brisure cranienne en arrière de la bosse pariétale gauche. J'ai mis une couronne de trépan et fait un orifice complémentaire donnant environ 6 centimètres de diamètre.

La dure-mère paraissait intacte, mais, après l'incision, j'ai trouvé sur le trajet des vaisseaux cette teinte grise très caractéristique des méningo-encéphalites superficielles, si communes après les traumatismes, quoique fort mal connues.

Les lésions ont beaucoup d'analogie avec celles que l'on observe dans la paralysie générale. J'ai attiré plusieurs fois l'attention sur ces faits.

Ce malade, pansé et drainé comme de coutume, a fait une guérison rapide. La disparition des douleurs et des vertiges a été immédiate en quelque sorte.

Dès le réveil, et malgré le malaise consécutif à une opération, il a manifesté ses sensations.

Aujourd'hui, au bout de vingt-sept jours, et bien cicatrisé, il est dans la même situation de bien-être et tout disposé à travailler.

## Observation XV

(Maurice Hache, *Bulletin de la Société de chirurgie de Paris*, 1890.)

*Fracture comminutive de la voûte du crâne avec plaie. Menaces de méningite. Trépanation. Guérison.*

H. M.., âgé de trente ans, maneuvre, entre le 3 juin dans mon service. Il a été blessé le matin même aux carrières par une grosse pierre qui lui est tombée sur la tête et lui a fait perdre connaissance.

Outre deux fractures simples portant sur les sixième et septième côtes droites, j'ai constaté sur la voûte du crâne une grande plaie à lambeaux, au fond de laquelle on sent des traits de fracture multiples occupant la partie antérieure et supérieure du pariétal droit. Les fragments circonscrits par ces traits de fracture présentent une légère différence de niveau avec les parties voisines, mais aucun n'est assez soulevé pour pouvoir comprimer le cerveau. Du reste, le malade a toute sa connaissance et ne présente aucun trouble moteur ni sensitif.

La plaie recouverte de caillots mêlés de terre est soigneusement lavée avec la solution de bi-iodure de mercure à 1/10.000, le lambeau est ensuite maintenu à sa place par quelques sutures et un gros drain est placé à sa base. Pansement iodoformé.

Le lendemain, 4, le malade dit avoir bien dormi et ne pas souffrir ; sa température est de 37 degrés le matin, de 37°5 le soir.

L'appétit est assez bon. Le matin du troisième jour, même état satisfaisant, 37°4 dans l'aisselle. Le pansement n'est pas défait.

Mais le soir, la température monte à 39°5 et s'y maintient encore le matin du quatrième jour, où je trouve le malade avec un délire qui a duré toute la nuit. Ni vomissement, ni contracture.

Le pansement est défait et me montre le lambeau bien réuni, sans suppuration.

Il est manifeste que nous sommes en présence d'accidents septiques dus à la désinfection, forcément insuffisante, des traits de fracture. Je me décide à pratiquer la trépanation séance tenante pour désinfecter le foyer de la fracture.

Anesthésie chloroformique à cause de l'agitation du malade.

Le lambeau est désuni, et une grande couronne de trépan appliquée près du sommet d'un des fragments. Cette couronne se trouve exactement inscrite dans l'angle formé par les deux traits de fracture, de sorte qu'elle permet d'enlever tout le sommet triangulaire, du fragment.

Dès que la table externe est traversée, celui-ci devient mobile, et j'enlève facilement, avec l'élévatoire, un fragment irrégulier qui mesure 4 centimètres de largeur sur 5 de longueur du côté de la table interne où il est le plus étendu.

Au-dessous de ce fragment, je trouve un petit épanchement sanguin de la valeur d'une cuillerée à café environ ; le sang est noirâtre, sans odeur ni mélange de pus. La dure-mère est intacte et d'apparence normale, de sorte que je ne l'incise pas.

Grand lavage au bi-iodure, insufflation de poudre d'iodoforme, pansement humide sans aucune réunion.

Le réveil du malade est un peu lent ; mais, dès le soir, la température tombe à 37°,4 et le délire disparait ; 37 degrés à partir du lendemain matin.

Dès le lendemain de l'opération, le blessé ne se plaignit plus que de ses côtes et retrouva tout son appétit.

Il quitta l'hôpital le 20 juillet, complètement cicatrisé, sans avoir présenté d'autre accident, qu'un petit abcès sous la base du lambeau, survenu le 12 juin, et qui fit remonter pendant deux jours sa température de 36°,4 à 38°,6. Il gardait, bien entendu, une cicatrice dépressible que je lui ai recommandé de protéger en portant une calotte de cuir sous son tarbouch.

## Observation XVI

(M. Campenon, *Gazette hebdomadaire de médecine et de chirurgie*, p. 742, 1889.)

*Méningo-encéphalite consécutive à un coup de feu. Trépanation.*

Le 21 octobre au soir étant en état d'ivresse X... tire deux balles de revolver sur sa femme : l'une à la tête, l'autre au poignet. Il tourne ensuite son arme contre lui-même et se tire une balle dans la région temporale droite.

Il est amené alors à l'hôpital.

Il avait une petite plaie pénétrante entourée de grains de poudre à 2 centimètres environ au-dessus de l'arcade zygomatique et en arrière de l'apophyse orbitaire externe.

Hémorragie abondante; pansement iodoformé. Impossible de savoir si la boite cranienne avait été perforée. Nous nous sommes contentés de lui faire des pansements; ses plaies sont aujourd'hui cicatrisées, et bien que les balles soient restées en place, cette femme est définitivement guérie.

Le lendemain matin, c'est-à-dire le 22, notre malade ne présentait rien de particulier. Il était bien un peu hébété, mais cela pouvait tenir à ce qu'il n'était pas encore complètement remis de son ivresse de la veille ; quelques vomissements dans la journée. Le soir il avait un peu de fièvre; sa température s'élevait à 38°,2.

Le 23 au matin il avait 38°,2, mais comme la veille rien de spécial, sinon que la langue était un peu sèche et saburrale. Nouveaux vomissement dans la journée. Le soir, c'est-à-dire quarante-huit heures après l'accident, il a eu une attaque épileptiforme; dans la nuit des nausées et quelques vomissements, sa température monte à 39°,4.

Le lendemain matin nous ne trouvons chez notre malade aucun trouble ni de l'intelligence, ni des mouvements.

Les accidents de la veille n'ayant pas reparu, nous nous décidons à ne pas intervenir, tout en nous tenant prêts pour une intervention.

Depuis, la température oscillait autour de 39 degrés. Le pouls qui les deux premiers jours avait été peu fréquent, probablement à cause de l'ivresse du malade, se maintenait à 72 pulsations.

Nous vivions sur ce terrain suspect nous demandant si nous devions intervenir, mais reculant devant une opération grave et que peut-être on pourrait éviter lorsque ce matin de nouveaux accidents sont venus lever toutes nos hésitations.

A quelques heures d'intervalle le malade a eu deux attaques consistant en mouvements petits, saccadés sur place, des quatres membres.

Les quatre membres étaient également pris. En même temps la face était tiraillée, les dents serrées, les yeux animés de mouvements convulsifs, les pouces dans une adduction forcée et fléchis sous les doigts. Une respiration bruyante ou véritable ronflement et la perte involontaire des urines viennent compléter la description de ses attaques. Après l'attaque le malade, étonné et inconscient de ce qui venait de se passer, avait aux lèvres un peu de mousse sanguinolente. En somme, ces deux crises étaient de véritables attaques épileptiformes. Nous avons cherché attentivement dans son passé pour savoir s'il avait déjà eu de semblables accidents. Notre malade est en effet un alcoolique.

Il boit chaque jour une quantité assez considérable d'absinthe et cette liqueur a le triste privilège d'exposer ses adeptes à des attaques épileptiformes.

Mais mes recherches ont été négatives sur ce point et, d'après les renseignements que nous tenons soit de lui soit de sa femme, il n'aurait jamais eu auparavant de crises d'épilepsie.

En présence de ce tableau que je résume brièvement : une balle dans la région temporale ; température fébrile oscillant autour de 39 degrés, régularité du pouls se maintenant à 72 pulsations et tombant aujourd'hui à 66 ; attaques épileptiformes avec mouvements des quatre membres ; intelligence conservée mais avec une certaine lenteur de la pensée et de la parole, quel diagnostic devons-nous poser ?

J'ajoute que le malade depuis trois ou quatre jours se plaint d'un peu de raideur des muscles de la nuque.

Au début la légère élévation thermométrique pouvait être expliquée par l'ivresse et par l'inflammation consécutive au traumatisme.

La crise épileptiforme constatée le second jour après l'entrée du malade à l'hôpital pouvait aussi reconnaître pour cause la suppression brusque de l'absinthe.

Mais cette explication n'est plus suffisante pour les accidents que nous constatons aujourd'hui. Le projectile a pénétré dans la cavité cranienne et a provoqué une inflammation des méninges et de l'écorce cérébrale. Cette température élevée avec un pouls régulier et plutôt lent, cette fatigue des facultés intellectuelles, la raideur de la nuque et surtout les attaques épileptiformes présentent le tableau clinique complet de la méningo-encéphalite diffuse.

Cette méningo-encéphalite est-elle localisée ou étendue ?

En l'absence de tout phénomène de localisation et en tenant compte de la généralisation des mouvements saccadés aux quatre membres pendant les attaques d'épilepsie, nous devons conclure que l'affection est diffuse.

*Résumé de l'opération.* — Le trajet musculaire de la balle n'existe plus. Celle-ci est en totalité ou en partie trouvée dans l'épaisseur du muscle absolument aplatie et déformée ; on retire en même temps une petite esquille osseuse.

Il est alors facile de voir que le crâne est perforé sur une largeur de 1 centimètre environ et une longueur de 2 centimètres à peu près. Le grand axe de la perforation se dirige vers l'apophyse orbitaire interne. On décolle le périoste tout autour jusqu'au bord de l'orbite.

Au centre de la perforation est une masse où l'on reconnaît la dure-mère perforée et une substance noirâtre, ramollie, formée d'un mélange de caillots sanguins et sans doute de pulpe cérébrale.

On retire une esquille enfoncée de 1 centimètre environ dans la pulpe cérébrale. L'orifice est agrandi avec la pince-gouge et l'on voit sourdre de l'angle interne une cuillerée à café environ de pus mal lié.

Au cours de l'opération, l'artère méningée moyenne coupée par la balle donne du sang en grande quantité; on l'arrête par une pince à demeure.

La plaie est lavée, nettoyée, tamponnée. On met un drain allant sous la dure-mère jusqu'au contact de la pulpe cérébrale. Pansement iodoformé.

Le soir, attaque épileptiforme à 10 heures du soir.

Le 2 novembre, l'état général du malade est meilleur; il n'a plus eu d'attaques depuis le jour de l'opération et la raideur de la nuque a disparu. La température a descendu à 37°8. Nouveau pansement iodoformé; la plaie a un très bon aspect, pas de pus en dehors du trajet du drain.

En résumé, si le malade est actuellement hors de danger, c'est à l'intervention chirurgicale qu'il le doit.

Comme nous venons de le voir, il y a une différence entre les accidents de la méningo-encéphalite consécutive à une chute ou à un traumastisme, et ceux qui accompagnent la méningo-encéphalite consécutive à une plaie par arme à feu.

Dans le premier cas, nous dit M. Campenon, sous l'influence de la commotion cérébrale, le malade est plongé tout de suite dans le coma, puis, sans aucune transition, apparaissent les symptômes de la méningo-encéphalite diffuse.

Au contraire, chez un individu qui reçoit une balle dans le cerveau, s'il ne meurt pas sur le coup, il y a toujours un certain intervalle entre le traumatisme et l'apparition des accidents. Cette période est très variable et, dans certains cas, elle peut être assez longue. Aussi, dans des cas de ce genre, doit-on toujours viser le pronostic même alors que le blessé semble aller bien, et être prêt à intervenir dès l'apparition des premiers accidents.

---

CHAPITRE IV

## DU TRAITEMENT MÉDICAL

« Le traitement des méningites aiguës, dit Dupré, n'est pas long à exposer. Peu d'affections, en effet, échappent aussi complètement à l'action thérapeutique. »

Grasset[1], qui n'est pas absolument du même avis, n'admet pas que le pronostic soit toujours aussi fatal, et, dans quelques cas, du reste exceptionnels, la guérison est possible. Le traitement qu'il emploie et qui lui a donné quelques résultats heureux, repose sur trois ordres d'indications.

1° Les indications tirées de la maladie, c'est-à-dire de l'infection initiale. Ainsi les méningites du paludisme ou de la grippe comportent un traitement spécial. De même le salicylate de soude et la quinine sont deux médicaments souvent efficaces, l'un dans le rhumatisme, l'autre dans la grippe. Il ne faut pas en outre négliger le traitement général que l'on emploie dans toute infection, savoir : l'hydrothérapie sous toutes ses formes, la saignée et les injections d'eau salée ou de sérum artificiel.

2° Les indications tirées de l'élément anatomique, de la lésion, de l'inflamation des méninges. On calmera

[1] Albert Robin, *Traité de thérapeutique.*

quelquefois l'inflammation par les sangsues ou les ventouses scarifiées. Il faudra faire de la révulsion sur la peau avec des sinapismes, vésicatoires (après examen des urines) on administre des purgatifs et spécialement du calomel, soit à dose massive, soit à doses fractionnées.

On placera une vessie de glace sur la tête et le front.

3° Les indications tirées de l'élément fonctionnel des symptômes. On luttera contre la céphalée par l'antipyrine, la quinine ; contre l'insomnie, par le chloral, le sulfonal, les opiacés ; contre l'agitation, par les bromures alcalins, les antispasmodiques. Silence, obscurité et repos autour du malade.

Quant au traitement prophylactique, il consiste dans l'hygiène antiseptique des cavités naturelles, nez, oreilles, bouche, d'où part souvent l'infection. Les fractures compliquées du crâne devront être rigoureusement désinfectées ; il en sera de même de toutes les autres lésions craniennes, faciales, etc., qui peuvent servir de porte d'entrée aux microbes.

Sans doute, il est bon, il est même de notre devoir, d'avoir recours à tous ces moyens. Bien compris, ils peuvent être d'une réelle utilité en certaines occasions, mais il ne faudrait pas s'attarder trop longtemps dans leur emploi. La vie du malade pourrait être gravement compromise. Ils seront néanmoins souvent les véritables auxiliaires du traitement chirurgical.

# CONCLUSIONS

I. Il est absolument prouvé aujourd'hui, que la compression cérébrale peut, par elle-même, engendrer divers accidents : les expériences de Duret, de Pagenstecher ne doivent plus laisser de doute dans notre esprit, à cet égard.

Or, dans certaines méningites d'origine non traumatique, il y a, au début, augmentation du liquide céphalo-rachidien : des phénomènes de compression localisée à certaines régions motrices de l'écorce cérébrale en sont souvent la conséquence.

La trépanation, avec ouverture de la dure-mère, peut, en déterminant un écoulement de ce liquide plus ou moins considérable, faire parfois rétrocéder les accidents et amener la guérison du malade.

II. S'il y a du pus, on en assurera le drainage avec un ou plusieurs drains de caoutchouc. L'ouverture cranienne sera large et proportionnée à l'étendue de la collection purulente. Nous recommandons le procédé de « trépanation bilinéaire avec travée volante intermédiaire » de M. le Dr Jaboulay ; il permet de mobiliser un volet osseux d'une étendue variable, tout en permettant le drainage ; ce volet réappliqué comblera le vide, comme dans les pleurésies purulentes. On ne devra pas négliger de faire des trépanations multiples, afin de faciliter l'issue du pus qui tend à se porter vers les parties les plus déclives.

III. Les résultats que donne la laparotomie dans les péritonites septiques diffuses doivent encourager les chirurgiens à une intervention précoce ; bien que les conditions de guérison dans les méningites de même nature soient, peut-être, plus défavorables. « Suivant les cas (agitation ou prostration), dit P. Sebileau, et devant l'aveu d'impuissance du chirurgien, on conseille des sangsues, de l'opium, des purgatifs, ou bien au contraire des révulsifs, des cordiaux, des injections sous-cutanées d'éther. Je n'y vois aucun bien, ni aucun mal ». Puisque le malade est perdu, nous ne devons pas hésiter devant cet aveu d'impuissance. L'intervention s'impose, et le plus tôt possible, afin de faire bénéficier le malade de la dernière chance de salut qui lui reste.

IV. Il en sera de même pour les méningites d'origine traumatique. On se tiendra prêt à intervenir à la première alerte d'infection.

V. Dans les formes chroniques, la trépanation offre la possibilité de détruire les adhérences, les brides, les exsudations purulentes.

---

# INDEX-BIBLIOGRAPHIQUE


ADENOT, thèse de Lyon, 1890.

ANDREA, Congrès de la Soc. italienne de chirurgie, 1896.

ARCHAMBAULT, thèse de Paris, 1887.

ARDLE, Dublin, Journal of med. sc., juillet 1892.

AUSSET, Leçons cliniques sur les maladies des enfants, 1897.

BARD, Précis d'anatomie pathologique.

BARDLEBEN, Charité, ann. 1883.

BROCA et HAUBRAC, Chirurgie cranio-cérébrale, 1896.

BOYD, Tr. clin, Soc. London, 1891-1892.

CAMPENON, Gaz. hebd. de méd., Paris, 1889.

CHIPAULT, Chirurgie opératoire du système nerveux, 1894.

COSH (M.), Med. et Surg. Rep. Presbyterian Hospital, 1890. — Med. News., 1896.

DEBOVE-ACHARD, Manuel de médecine.

DUPLAY-RECLUS, Traité de chirurgie, 2e édit.

FROLLIER, Gazette des hôpitaux, 1856.

GRASSET, Semaine médicale, 7 mars 1893.

GREAVES, Lancet, 1895.

JABOULAY, Archives provinciales de chirurgie, 1893.

KLEIN, Munch. med. Woch., septembre 1889.

LUC, Arch. int. de laryng., Paris, 1897.

MAYER, Wiener klin. Woch., 1892.

MAYO-ROBSON, Assoc. méd. Britann., Bull. du Congrès, 1890.

NIMIER, Arch. de méd. et pharm. mil., Paris, 1896.

PAGET, Lancet, 1893.

PERMEWAND, Lancet, août 1890.

Picqué, Congrès français de chir., procès-verbaux 1891.
Robin, Traité de thérapeutique.
Sebileau, Thérapeutique chirurgicale du crâne, 1898.
Simon (J.), Médecine moderne, 1894.
Terrillon, Bull. et Mém. Soc. chir., t. IV, 1880.
Thiriar, La Clinique, Bruxelles, t. IV, 1890.
Vaudremer, thèse de Paris, 1892.
Vedrènes, Rec. de mém. de méd. mil., 1868.
Wells, Méd. Rec., 1892.
Zaufal, Prayer med. Woch., 1893.

# TABLE DES MATIÈRES



Lyon. — Imp. Pitrat Aîné, A. Rey Successeur, 4, rue Gentil — [illegible]

3 7511 00178391 2

www.ingramcontent.com/pod-product-compliance
Ingram Content Group UK Ltd.
Pitfield, Milton Keynes, MK11 3LW, UK
UKHW020409230726
13925UKWH00003B/1316

9 782013 546751